不妊治療のやめどき

妊活コーチ
松本亜樹子
Matsumoto Akiko

はじめに

物心ついたときからの私の将来像、それは、

結婚したら子どもは３人。２歳違いで、女の子２人と男の子が１人。そのうち必ず１人は自分と同じ干支の子どもを産む予定。

３人だとそれなりにお金もかかるだろうから、子育ての合間にパートとかしなきゃ。子育てと夫の世話と家事で毎日忙しいし、ワイワイガヤガヤ、にぎやかだろうな。

そしてときには夫や子どもたちとケンカをしながら、平凡だけど、まあまあ幸せな人生を送って、私の母のようなお母さんになり、いつかおばあちゃんになる……

というものでした。

ところが現実はぜんぜんそうはいかず、そもそも第一子を産むはずだった24歳のときには、私は結婚すらできていませんでした。

やっと結婚をして「さあ、これからだ！」と思いきや、子どもを望んでもまったくその兆しが見えず、不妊治療をしてもいっこうに我が家に赤ちゃんはやって来てくれません。子どもの名前はおろか、習い事も育児方針も夫婦でバッチリ決めて、「うちの○○ちゃんは」という会話まで日常的にし、「さあ、あとはあなたが本当にここにやって来るだけよ」という状態にしていたのに、待てど暮らせど、念願の赤ちゃんが、うちにやって来ることはありませんでした。

そうこうしているうちに、気がつくと「NPO法人Fine～現在・過去・未来の不妊体験者を支援する会～」を立ち上げて代表を務めることになり、無我夢中で目の前のことをこなしているうちに、あっという間に10年が過ぎて……現在に、至ります。

人生、本当に、何が起こるかわからないものです。

こんにちは。

申し遅れました。妊活コーチの松本亜樹子といいます。

「ん？　妊活コーチって何？」と思われるかもしれないので、少し説明させていただきますね。

私はビジネスで「コーチ」という仕事をしていて、得意分野が「妊活」なので「妊活コーチ」と名乗っています。

妊活コーチといっても、妊娠するためのアドバイスやトレーニングをするわけではありません。コーチが行なうことは、相手（クライアントと呼びます）が「望む人生を送りやすくなる」ための、対話による支援です。その観点から、妊活においては、不妊治療を行なう前からやめるとき、またその後まで、そのときどきに応じた支援を行ないます。

この本は、妊活コーチであり、NPO法人Fineの理事長でもある私が、自身やたくさんの仲間たちの体験を踏まえ、不妊治療を迷っているあなたへ贈る「不妊治療・その後」のストーリー（物語）です。

私が不妊治療真っ最中のとき、「知りたい！」と切望していたものがあります。

それは「〇年後の自分たち」

先に書いたように、私は物心ついたときから、自分の未来を思い描いたとき、「夫と子どもがいる家族」の将来像しか想像したことがありませんでした。けれども、自分たちのところになかなか赤ちゃんがやって来ない、来てくれない、という事実に直面し、初めて「私たちのところには、本当に赤ちゃんが来てくれるんだろうか」という不安が頭をよぎり始めたのです。

「子どもがいない、夫婦2人の生活」

それはこれまで一度も想像したことはなかったし、想像したくもない未来でした。そして実際に想像できませんでした。だから、どうしても知りたくてたまらなかった。

自分たち夫婦の○年後の未来。
私たちには子どもはいるのか。
私たち家族はどんなふうに暮らしているのか。
今の努力がいつどんなふうに実を結ぶのか。
この「先の見えない治療の日々」に、いつ終わりが来るのか。

「誰か、お願いだから、教えてほしい！」と、切望していました。


治療をこれだけ頑張っているのに、それでも万が一、妊娠出産できなかったら？

私たち夫婦は、子どもたちがいなくても、ちゃんと幸せになれるんだろうか。

それはいったい、どんな生活なんだろう……。

想像できない2人だけの生活になることが怖くて、私は病院に行くのをやめることが、なかなかできませんでした。


だから、もしもあの頃の私と同じ思いをもっている人がいたら、「こんな人もいますよ」と、伝えたいと思ったのです。治療を経て、妊娠出産はできていないけれど、こんなふうに生きている人がいるということを。私を含め、多くの友人たちの今の姿。あの頃自分たちが一番知りたかった「不妊治療・その後」のストーリー（物語）を。

そのために、この本を書きました。


そしてもう一つ、伝えたいことがあります。Ｆｉｎｅの長年の活動で、ずっと私がテー

マとして大事にしていることです。それは、

「Ｈａｐｐｙとゴール」

私はよくこのテーマで講演をしますが、これはもう自分にとって永遠のテーマだと感じています。「不妊」あるいは「不妊治療」のＨａｐｐｙ、そしてゴールって、いったいなんなのでしょう？　私は治療真っ最中の頃これをきかれたら、間違いなくこう答えたでしょう。「妊娠です！　赤ちゃんです！　幸せな子育てをすることです！」

あなたは、なんだと思いますか？

あなたは今、どんな気持ちで、このページをめくっていらっしゃいますか？

「不妊治療に迷いがある」

「このまま続けていったら、いったいどうなるのかな」

「私は、ちゃんと、妊娠できるのかな。もしできなかったら……」

そんな気持ちが少しでもあるなら、ぜひ、この本を読んでみませんか。私をはじめ、あなたと同じような思いをした多くの仲間たちがここにいます。この本で、彼女たちのその後の人生を知ってほしいなと思います。そうして、あなたのこれからの人生を、ぜひ自分自身で選んでほしいのです。不妊治療を「後悔するもの」ではなく「愛しい自分の人生の一部」にするために。

私たちのささやかな、でもそれぞれ世界にたった一つの大切な物語が、あなたの参考になれば、これ以上の喜びはありません。

私たちの大切な仲間の1人である　あなたへ

2015年12月吉日

妊活コーチ　松本亜樹子

目次

第3章 不妊治療その後の物語
16人の体験談

CASE 3
治療を経て出合った仕事　082
キャリアをあきらめ、探し続けた居場所。言葉にしていくことで、止まった時間が動きだした。
掘田敬子さん（50歳・心理カウンセラー・大阪府）

CASE 4
同居、仕事、治療の両立　088
治療を中断してわかった、無理していたこと。やめるための準備は、今できる小さなことから。
松山和音さん（仮名・49歳・会社員・広島県）

CASE 5
仕事が治療をやめる踏ん切りに　094
子どもたちの思いがけない言葉に救われて。
子どもの人生に接し、
英語を通じて国際人を育てたい。
松永裕子さん（50歳・英語教師・神奈川県）

CASE 6
37歳から46歳までの治療　100
妊娠するためから、やがて納得を求める治療に。
2人で生きていくことを選ぶための9年間でした。
鈴木みゆきさん（仮名・50歳・パート・東京都）

CASE 7
流産、死産で得た夫婦の絆　106
ずっと考えてきた養子という選択。
子育てをするために、夫婦でとことん話し合う。
池田麻里奈さん（40歳・不妊カウンセラー・東京都）

CASE 8
海外での治療と家族会議　112
今後について夫婦で話し合い、見えてきた光景。
それは、まさに今の私たちの姿だったんです。
渡邊紫乃さん（50歳・会社員・香港）

CASE 9
夫婦の治療への温度差 120
治療に対する夫との温度差に悩んだ日々。
不妊体験で感じた命について次世代に伝えたい。
春木レラさん（44歳・主婦・長野県）

CASE 10
32歳で治療を中止、研究職に 126
海外で暮らしたことが不妊治療と
今後の生き方を見直すきっかけに。
山瀬あかりさん（仮名・53歳・研究職／大学講師・アメリカ）

CASE 11
「自然に任せよう」夫婦の結論 132
不妊期間が人生のブランクにならないように。
キャリアカウンセラーとして当事者をサポート。
中辻尚子さん（44歳・行政機関専門員・神奈川県）

CASE 12
34歳で治療を終え、特別養子縁組 138
治療をして気づいた、「子どもを育てたい」と。
だから2人の養子を迎えることができたのです。
中山櫻さん（仮名・48歳・看護師／助産師・埼玉県）

CASE 13
里親として子どもを迎える 144
治療の先にあった養子縁組里親という選択。早い
段階でいろいろな道があることを知ってほしい。
吉田奈穂子さん（ライター・埼玉県）

CASE 14
夫への感謝と愛情を再確認 152
授からないことで命の重みを実感した日々。
ささやかでも人のために何かしていたい。
米田千佳子さん（52歳・公務員・山口県）

CASE 15
38歳で治療を開始、夫婦で起業 158
治療での体験がカウンセラーを目指す力に。
10年たって
抑えていた気持ちのふたが外れたと実感。
辻英美さん（52歳・カウンセラー・埼玉県）

CASE 16
14年間の治療も次の人生への経験に 164
治療をあきらめたとき、次の道が現れた。
不妊は人生の一部、何ひとつ無駄な経験はない。
高柳順子さん（54歳・主婦・千葉県）

第4章
不妊治療のやめどき
専門家からのメッセージ 171

専門家より1　産婦人科医 172
患者さん自身が納得して治療を終えられるまで、
いっしょに努力する姿勢を大事にしています。
吉村泰典さん（慶應義塾大学名誉教授・一般社団法人吉村やすのり生命の環境研究所代表理事）

専門家より2　胚培養士 180
胚培養士が手を貸すのは顕微授精だけ。
精子と卵子の力を信じて、受精卵に寄り添う。
福永憲隆さん（医療法人浅田レディースクリニック培養研究部部長）

専門家より3　看護師　187
治療を続けるのもやめるのも、その人らしい人生の生き方。不妊症看護を通して、患者さんを見守り、支援しています。
村上貴美子さん（蔵本ウイメンズクリニック看護師長・不妊症看護認定看護師）

専門家より4　心理士　196
不妊体験を自分の人生で意味づけすること。そこから生まれる、悲しみを抱えて生きていく人生の深み。
平山史朗さん（東京HARTクリニック・臨床心理士／生殖心理カウンセラー）

Column　夫からのメッセージ　その1　105
Column　夫からのメッセージ　その2　151
Column　夫からのメッセージ　その3　170
Column　ARTデータについて　178
Column　実子以外の選択　208
Column　不妊に関する相談窓口　209
あとがきにかえて　210

執筆協力　高井紀子
装幀　MARTY inc.
DTP　NOAH

第1章

すぐに妊娠できると思ったのに

不妊治療をやめられない現実

みなさんは、どんなふうに治療を始めましたか？

なかなか妊娠しないので、しばらく悩んだり迷ったりした結果、思いきって病院の門をたたいてみた。

そうしたら、まず検査をし、その流れで治療が始まって、どんどん進んでいって……。気がつくと「ベルトコンベアーに乗ったみたいに」治療が始まっていた、という方も多いのではないでしょうか。私の身近な友人たちも、ほとんどがそうだったと言います。

そして、必ず聞くのがこのひとこと。

「すぐに妊娠できると思ったのに」

不妊治療を始めたとき、誰しも「すぐに（妊娠）できる」と思うものですよね。

もちろん私も、そして多くの友人たちもそうでした。

でも、なかなかその兆候が見えない……。

おかしいな、今度こそ、という気持ちが少しずつ不安に変わり、思いが空回りをしていって、病院に行くたびに、周囲が気になってしょうがなくなる……。私だけでなく、そんな経験をされた方は多いのではないでしょうか。

産婦人科の待合室で

私が当初通っていた病院は総合病院の産婦人科だったので、そこにはお腹が大きく目立つ妊婦さんがたくさん。また土曜日となるとカップルも増え、2人で楽しそうに子育て雑誌や名づけの本などを見ている姿もよく見かけました。

一方、私はといえば、毎日つけている基礎体温表をバッグの中に入れて、なんとなく待合室ではそれを開くこともできず、かといって置いてある赤ちゃん雑誌を手に取る気にもなれず、本を持って行き忘れたり、持っていっても読み終わってしまったりしたら、手持ち無沙汰にただぽつんと座っていました。

通い始めて間もない頃は、周囲の仲睦まじいカップルが自分たちの将来と重なり、「目標」として微笑ましく映っていたのですが、通い始めて時間がたつにつれ、そういう場にいるひとりぼっちの自分が、なんだかみじめで情けない気持ちになってきました。

通院が頻繁になってくると、「この人はきっと、私と同じように不妊治療をしているんだろうな」という人が、なんとなくわかるようになってきます。けれども、そうやって同じように不妊治療に通っている人たちの中にも、お腹が大きくなってくる人が出てくるわけです。すると焦りと不安が、さらに増していきました。

「私以外の人はみんな、次々に妊娠していっている」
「私だけがいつまでも妊娠できず、置いてけぼりにされている」

という気がして、病院に行くのが次第にゆううつになってきてしまいました。

妊娠報告よりもつらかったのは「自己嫌悪」

また病院だけでなくプライベートでも、自分より後に結婚した友人たちから、続々と妊娠報告が届きます。

お正月には、日頃ご無沙汰している友人知人たちからも「新しい家族ができました」というかわいらしい赤ちゃんの写真つきの年賀状が届いたり、親戚の集まりに行ったら、しばらく会わなかった従妹のお腹が大きくて、みんなが楽しそうに赤ちゃんの話をしていたこともありました。

それを知らされなかったことも寂しかったし、伯父や叔母が「孫」の話をするたびに、それができない自分たちの親に申し訳ない気持ちでいっぱいに。早く孫の顔を見せてあげたい。頑張らなきゃ！　と、ここでもまた気持ちだけが空回りするのです。そのうち、そういうシーンに身を置くことが、どんどんつらくなってきました。

その頃しんどかったのは、妊娠報告よりもむしろ、それを心から喜べない自分自身でした。

「私のほうが先に妊娠するはずだったのに」と思うと、どうしても「うらやましい」と思ってしまいます。そしてさらに焦りが募って、生理が来るたびにイライラしたり、悲しくなったりの繰り返し。

もちろん、「おめでとう」とは思うし、親しい人の妊娠報告は「よかったな、うれしいな」とも思います。けれども「うらやましい」と思ってしまう気持ちも事実で、ときにそっちのほうが大きくなっている。

そうして「おめでとう」と心の底からの笑顔で言えない、そんな自分を「なんて心の狭い人間なんだろう」と、自己嫌悪で落ち込んでしまったり。

妊娠できない自分。

人をうらやんでしまう自分。

女性であるのに子どもも産んでいない、妻として嫁として娘として役立たずで、価値がない自分。

そんな自分を、どんどんキライになっていきました。

思えば一番つらかったのはそれだったかもしれません。

「妊娠しなきゃ病」にかかっていた頃

「なぜ私だけが妊娠できないんだろう？」

「私の何がいけないの？」

「いったいどうしたら妊娠できるの？」

などということばかり考えて、

「こんなことばかり考えているからダメなんだ。もっとストレスを減らさなきゃ。気分転換しなきゃ！」と、〝一生懸命〟気分転換をしようとする。そうすると、それがまたストレスになっちゃうんですよね。


そして、「一生懸命じゃダメなのよ。もっと力を抜いて。リラックスして！」と〝力いっぱい〟思ってしまう。

笑い話のような本当の話。思考が「妊娠」から離れなくなってしまっていたのです。今こうして考えてみると、いろんなことが悪循環だったなあ、と思います。

「しなきゃ」と「したい」は似て非なるもの

思えばその頃の私は「妊娠しなきゃ病」にかかっていました。

最初は「妊娠したい」と思って病院に通い始めたのですが、妊娠できない日々が積み重なっていくうちに、いつの間にか、

「早く妊娠しなきゃ」

「ここまで頑張ったんだから、絶対妊娠しなきゃ」

「何がなんでも妊娠しなきゃ！」

になってしまっていたように思います。

それが悪いことだとは言いません。でも、「妊娠したい」のままで頑張ったほうがよか

ったかな、とも思うのです。「しなきゃ」と思うと、何かが違ってきてしまうような気がするからです。

楽しい未来のための治療だったはずだったのに、いつの間にか眉間にしわを寄せてひたすら「妊娠・にんしん・ニンシン」と心の中でつぶやきながら、ある意味、修行のような通院生活を送っていたような気がします。いえ、実際に送っていました。それに気がついたとき、やっと軌道修正をしました。

治療をしているとき、私はほかにも「悲劇のヒロイン病」とか「なかったことにしよう病」とか、実にまあいろんな病にかかりましたが、不妊治療真っ最中のときにはそんなことにすら気がつきませんでした。

それらの「病」に自分で気がつくまで、実に目いっぱい「不妊治療の深い穴」にはまり込んでいたなあと、我ながら思うのです。穴の中で「外に出たいよー」ともがきながら、どんどん深い穴を自ら掘っていたようにも思います。

みなさんは、そんなことはありませんか？

ステップアップのたびに急上昇・急下降

治療中、気持ちが落ち込んだことは数えきれませんが、とりわけ、次の段階の治療に進む「ステップアップ」のときは、そのカーブが大きかったなと思います。友人たちをはじめ、これまで数多くの方から聞いた話でも、やはりそういうケースは多いようです。

ステップアップの1回目の治療のときは「これで妊娠できる！」と大きな期待をします。私自身、初めての人工授精のときには「今日、私は妊娠した！」と思い込んでいました。それで病院の帰りには、それまで絶対足を踏み入れなかった、本屋の「赤ちゃん本コーナー」に立ち寄って育児の本ばかり買って帰り、ウキウキとそれを読みふける幸せな2週間を過ごしました。

今の情報時代から考えたらとても想像できないと思いますが、当時、人工授精の妊娠率すら認識していなかった私は、本気で「100％妊娠した」としか思っていなかったのです。なので、子どもの誕生日の計算をして星座を考え、自分や夫との相性を占ったりまでしていました。

まさか妊娠しないことがあるとは夢にも思わなかったので、2週間後、出血があったときには、てっきり流産してしまったものと思い込み、大変なショックを受けて病院に電話し、大騒ぎしたことを、いまだに昨日のことのように思い出せます。

初めての体外受精のときも、顕微授精のときもそうでした。人工授精で懲りていたはずなのに、だから今度はちゃんと「妊娠率」もきいたのに、私は、初めてのそれらの治療で受精卵が自分のお腹の中に戻ってきてくれた瞬間、「これで妊娠した！」と確信してしまうのを、自分自身でどうしても、止めることができませんでした。

そしてやっぱりダメで、確信してしまっていたぶん、気持ちがドーンと落ちて……。

治療中の気持ちは、よくたとえられるように、まさに「ジェットコースター状態」だったなあと、今振り返って思います。その頃は「カウンセリング」などは身近にはなかったので、そういった専門家を頼ろうということすらも、思いつかない状態でした。

不妊治療の4つの負担

このように、不妊治療中は気持ちが大きく揺れ動くので、それだけでも当事者にとっては、とてもしんどいもの。またそれ以外にも私たち不妊当事者は、多種多様な悩みを抱えていると実感しています。

Ｆｉｎｅでは不妊治療の悩みを大きく「身体的負担」「精神的負担」「経済的負担」「時間的負担」の４つととらえ、患者サイドでは改善しがたい身体的負担以外の３つの負担について、少しでも環境を改善するべく、いろんな活動を行なっています。

例えば経済的負担に関しては、全国規模での署名活動や国会請願の実施。

精神的負担に関しては、日本で初めて不妊ピア・カウンセラーの養成講座を開講し、不妊当事者の気持ちに、同じ当事者として寄り添えるカウンセラーの育成に努めています。

第10期（２０１５年春卒業）までで、全国に84名の認定不妊ピア・カウンセラーが誕生しました。

時間的負担に関しては、少しでも通院の負担の軽減をすべく、せめて投薬だけでも自分でできるようにと、自己注射や膣坐薬の承認要望書等を厚生労働省に提出し、認可されたりしています。

悩ましい「仕事と治療の両立」

それでも、どうしても解決しがたいのが「仕事と治療の両立」です。

1985年に制定された男女雇用機会均等法以来、女性の社会進出は年々進み、女性も仕事をもち、かつ結婚や出産を経ても仕事をずっと続けるのが、ごく普通のこととしてとらえられるようになってきました。

しかし、今「子どもがほしい」と願い、そのための積極的な手段として不妊治療を選択している女性たちは、この「仕事」を続けることのむずかしさに直面しています。

不妊治療は頻繁に通院が必要な治療である上に、体の状態（卵胞の育ち具合や子宮内膜、各種ホルモンの状態など）次第で通院の日程が変わるため、先の予定がなかなか立ちません。

また、前述のように私たち患者の多くは「今回この治療を受けたら私は妊娠する」と期待しているわけですから、「数カ月後は妊婦である自分の状態」を考え、その頃の行動にもある程度の制限を自らかけてしまったりします。

大切な出張や会議、またプロジェクトリーダー等の責任のある仕事なども、どれだけ「やりたい！」と思っても、その頃の自分の状態がわからないため、もしかすると周囲に迷惑をかけてしまう可能性があることを考えると、二つ返事で引き受けることができません。

これまで頑張ってキャリアを積んで、また好きな仕事を一生懸命している人であればあるほど、「頑張りたい仕事を、思うように頑張れない」。このジレンマは非常につらいものです。

事実「仕事と治療の両立アンケート」では92％の人が「両立が困難」と答えています。

仕事との両立は大きな社会課題

この「治療と仕事の両立」は、不妊治療において、近年の大きな課題の1つであるといえます。

日本における不妊カップルは5・5組に1組（国立社会保障・人口問題研究所「第15回出生動向基本調査」2015年6月より）と、決して少なくなく、さらに日本で体外受精や顕微授精などの生殖補助医療（ART）によって生まれた子どもは、2014年は年間4万7322人を数え、その年の出生児全体の約21人に1人が高度不妊治療により誕生したことになります。

また、日本でARTにより生まれた子どもは2014年の時点で累計43万1626人を数えます。

そうした現状がありながらも、不妊治療はまだ「マイノリティ」ととらえられており、誤解や偏見があるため、当事者はなかなか周囲に不妊治療をしていることを話せないという現状は、Ｆｉｎｅが実施している多数のアンケートからもうかがえます。

実際に私の周囲でも、勇気を出して上司に不妊治療のことを話したら、中間管理職から閑職に異動されてしまったという友人や、もっと直接「いったいいつ妊娠するの？　これ以上治療が長引くのなら、周囲に迷惑なので（仕事を）辞めてほしい」と言われた人もいました。

昨今、マタニティハラスメントが取りざたされていますが、これらはその前段階でのハラスメントにもなりかねない、プレマタニティハラスメントといえるでしょう。仕事と治療の両立には深刻な課題が山積みだと感じます。

女性にしてみたら、いくら治療のためとはいえ、これまで頑張って続けてきた仕事、積んできたキャリアを手放すのは非常につらいことです。

また、不妊治療は非常に高額の治療費が必要です。多くのカップルは、その治療費を捻出するために、夫婦２人で仕事をする必要があります。

このように、当事者が深刻な経済的負担、時間の負担、精神的負担で板挟みになっていることは、残念ながらあまり知られておらず、長期にわたって解決の兆しが見られていない大きな社会課題であるといえるでしょう。

卵子の老化をはじめとする正しい情報の周知が必要

そして、このように両立で悩む女性の多くが、もう一つ大きく頭と心を悩ませているのが年齢の壁。いわゆる「卵子の老化」です。

職場で男女平等とされ、頑張ったぶん女性もその働きを認められる環境ができたおかげで、仕事のやりがいを感じて一生懸命頑張ってきて、ふと気がついたら晩婚・晩産と呼ばれる年代に差しかかっていた。

「自分は大丈夫」と思っていたけれど、残念ながら見た目の年齢と卵巣の年齢は違う。著名人の高齢出産などマスコミでよく見かけるし、出産年齢も上昇しているとばかり思っていた。卵子が老化していくなんて、誰も教えてくれなかった……。

いざ「妊娠」を望んだとき、思うように妊娠できない壁にぶつかって、愕然としてしまいます。

治療をしないことを選んだ友人

「子どもをつくらないでいよう、と思ったわけじゃないの。まだいいかな。もうちょっとしてから。今は仕事が楽しいから、忙しいから、と先延ばしにしていたら……」

気がつくと、40歳をとっくに過ぎていた。と話してくれたのは友人の1人です。

彼女は自身が医療者なのですが、産婦人科ではなかったし、不妊ということに対して、そこまでの認識はもっていなかったようです。

「子どもは2人とも好きだったから、いつかできると思ってた。そのうちいつか。たぶん、きっと……」と、思っていたそう。けれどもなかなか妊娠せず、もしかしたらこのまま妊娠しないのかな、という気持ちがよぎった。そして45歳を過ぎたとき「ああ、本当に、うちには子どもがいないんだなあ」と思った、といいます。

私は彼女に「治療はしなかったの？」ときいたことがあります。すると彼女は「うん」と答え、その後「検査もしなかった。なんていうか、もしかしてどっちかが悪いってわかったら……、それがわかるのが、いやだったのかな」と、言いました。

なるほど、それが彼女たち夫婦の選択だったのだなと、なんとなく納得したものです。

彼女たちは「治療しない」＝「自然に任せる」ことを選んだのでした。

夫婦の気持ちがそろわなかった友人

また、こんな友人もいました。

「今さら言うのよ」と、ある日彼女は、私に言いました。

彼女の夫は結婚当初から、子どもをもとうと積極的には言わなかったそうです。自然に任せていたけれど、なかなか妊娠しない。年齢的にそろそろ急がないとまずいんじゃないかな、そう彼女が感じたとき、何度か「子ども、どうする？」など、さりげなく病院に行ってみることも示唆したのですが、そのときは「そのうち」「まだいいよ」など、夫はあまり積極的には行動しようとしなかったそうです。

そうして彼女が40歳を過ぎ、45歳を過ぎた頃、夫から「子どもがいればよかったな」と言われ、驚いてしまったそう。

その夫婦はとても仲が良く、また2人とも明るく穏やかな性格なので、そのことでケンカになることはなかったようですが、その後彼女は私に、明るく愚痴のように「だから私があれだけ言ったのに！　今さらそんなこと言うのよ。今言われても、もう無理よね。まったくもう、ちっともわかってなかったんだから」と話してくれました。

❖男性側の意識は、いまだ高くない

女性も「卵子の老化」や「高齢出産のリスク」など、年齢の壁に対する認識はまだまだ低いと思いますが、男性はさらに低く、「望めばいつでもかなう」ぐらいに思っている傾向が強いため、ライフ・キャリアプランを組むにあたって、それらのリスクが「想定外」となっているのは見過ごすことのできない課題であると思います。

また、男女を問わず「病院に行って不妊治療をすれば大丈夫だろう」と思っている方も多いと思いますが、ＡＲＴを行なってもその妊娠率は、決して高くありません。

日本産科婦人科学会の２０１４年のデータによると、体外受精等の平均妊娠率は、新鮮胚移植あたりで21・０％、採卵あたりではわずか６・５％にしかすぎず、移植あたりの生産率は14・５％にとどまります。凍結胚では移植あたり妊娠率が33・４％と、新鮮胚移植と比較すると高くなりますが、それでも移植あたりの生産率は23・１％となっています。

さらにこれは全年齢の平均であり、年齢とともに妊娠率は下降します。それと反比例して流産率は年齢とともに上昇し、２０１４年の日本産科婦人科学会のデータでは40歳で35・２％、45歳では66・１％と、せっかく治療で妊娠できても出産に至らない場合も多いという結果が出ています。

年齢にかかわらず、男女とも不妊の原因となりうる要素をもっている場合もあります。早めに知っておくことで回避できるリスクもありますので、妊娠や出産に対する意識や知識は、男女ともに正しくもつことがとても重要です。

当事者の多くは「もっと早くから知っておきたかった。これからの人たちは、自分が望む人生を送るための選択肢を増やせるようにしてほしい」と言います。

Ｆｉｎｅではこのニーズに応えるべく妊娠や不妊に関する正しい知識や情報を提供する「妊活プロジェクト」という活動を行なっています。

※Ｐ29・35出典　日本産科婦人科学会ホームページより。
日本産科婦人科学会　平成27年度倫理委員会　登録・調査小委員会報告（２０１４年分の体外受精・胚移植等の臨床実施成績および２０１６年7月における登録施設名）日産婦誌68巻9号

第2章

治療のやめどきを意識したら

迷っているあなたへの9つのヒント

この章では、「やめどき」が頭をかすめたら、考えてほしい９つのヒントをお伝えします。

私がお伝えするのは、答えではありません。

なぜなら、私はそれをもっていないからです。

答えは、「あなた自身」がもっています。むしろ、あなたしかもっていません。

もしも今「もっていない」と思うなら、それは見えていないだけでしょう。


「答えはクライアントがもっている」

これは、コーチングの一番大切なセオリー。

コーチはクライアントの可能性と、力を信じています。

この本で私ができることは、あなたが答えを自分で引き出すことができるよう、私がもつ情報やヒント、質問を投げかけることです。

どうぞ、お２人で、考えてみてくださいね。


大丈夫。あなたはきっと、自分自身で答えを見つけることができるはずです。

「やめる」という選択肢が浮かんでくる頃

不妊治療で目指すものは、当然ながら「妊娠・出産」。

けれど、とても悲しいことに、それらは自分ではコントロールできないことです。

治療を始めてステップアップを重ね、何度もトライするのに、妊娠できない……。気持ちが落ち込んで、泣いて、しばらくしたらまた落ち着いて、自分を奮い立たせて病院へ向かう。その繰り返し。

あるいは何度も治療を繰り返すうちに、知らず知らずのうちに自分の感情にふたをしてしまって、ただ淡々と病院に通う日々を送る。

「いつか必ず妊娠できる」。そう信じて頑張ってきたのに、その確信がどんどん揺らいでいきます。そうして、ある日ふと、こんな不安が頭をよぎるのです。

「もしかしたら、私はこのまま、ずっと妊娠できないんじゃないだろうか……」

「やめる」という選択肢が目の前に浮かんできたとき、治療を続けながらも、その一方で「いつまで治療ができるだろう」「どこで区切りをつければいいんだろう」と、継続に迷いが生じてきます。

私も、続けるかやめるか、常にその間で揺れ動きながら、それでもなかなかやめる決心がつかないまま通院していた覚えがあります。

治療は始めるときもそれなりに勇気や決断が必要でしたが、やめるときのそれらは、始めるときと比べものにならないほど大きいと感じています。このいわゆる「不妊治療のやめどき」が決められず、ずっと悩み苦しむ人たちを、私はこれまで数えきれないほど見てきました。

① 治療を続ける理由を掘り下げて「見える化」する

あなたは、なぜ治療を続けるのでしょう。

その「理由」を、客観的に掘り下げてみたことはありますか？

治療をやめるのが怖いから？　私はそうでした。

では、何がどう具体的に怖かったかというと、私は治療真っ最中のとき、そこを冷静に掘り下げて考えたことはなかったかもしれません。それを、早い段階からきちんと明確にしておけばよかったかも、と思うのです。

なぜなら、漠然とした大きな不安は、掘り下げていくと小さく細分化されていきます。そうすると不安が「見える」ようになり、対応や対処法が見つかるものも出てくるからです。漠然とした不安を抱えたままでいると、大きなストレスになりますが、自分が対処やコントロールできることを見つけられれば、その軽減につながります。


やめるのが怖い。たしかに、長年治療をしていると、子どもを授かる手段は「もうそれしかない」と思ってしまうわけで、治療をやめることは、すなわち子どもをあきらめることだと思ってしまいますよね。私も、まさにそうでした。

子どもがいないなんて、そんな人生はこれまで思い描いてきたことがなかったのだから、先が見えなくなって当然です。だからやめられない。

これまで、友人たちをはじめ数多くの当事者の方たちから聞いた「治療をやめられない理由」には、こんなものがありました。

「次こそはできると思うから」
「仕事を辞めて、何もかもを治療に費やしてきたから」
「やめたらもう妊娠できないから」
「2人っきりだと将来が不安だから」
「夫が絶対に子どもがほしいと言うから」
「流産をして、よけいあきらめられなくなったから」
「これまでに大量のお金を使っているから」
「できるまではやめられない、やめちゃいけないと思うから」

つまり、当たり前ですが「子どもがほしい」から、という思いが見てとれます。
しかし、もう一つ見えてくるものもあると思います。
それは「結果を出したい」から。

②治療の「結果」を考えてみる

「結果を出したい」について、少し考えてみましょう。

実は私は、この不妊治療における「結果」という言葉の使われ方に、長年疑問をもっています。

不妊治療をしていると、頻繁に使われる言葉ですよね。「結果を出したい」「今回も結果が出なかった」「結果が出るまでやめられない」、などなど。

こうしてみると、結果はまるで「イコール妊娠」であるように見えます。

私がはじめにで投げかけた質問、覚えていらっしゃるでしょうか。

「不妊治療のHappyとゴールはなんだと思いますか？」

この「ゴール」を「結果」と置き換えたなら、「不妊治療の結果」って、いったいなんなのでしょう。

果たして「妊娠」なのでしょうか。だとしたら、それができなかった私のような人は、結果は得られなかったのでしょうか。

私は、そうではないと思っています。「妊娠しなかった」というシンプルな結果を、私（たち）は得たのだと思うのです。

私たちが得た「結果」

「妊娠はしなかった」。そして「今は夫婦2人で暮らしている」。さらに「まあ今のところ、2人で仲良く、そこそこ楽しく、毎日笑って暮らしている」。

これが、私たちの不妊治療の「結果」なのです。

目指していた妊娠・出産はできなかったけれど、それでも、そういう「結果」を得ることができた。私たちはそう考えたいし、実際そう考えています。意識することすらないほど自然に。

「結果を出せなかった」患者で終わるのと、「今の生活という結果を得た」のとでは、その後の人生のスタンスがずいぶん違ってくるのではないかと思います。

そして、それを決めるのは、ほかの誰でもない、あなたではないでしょうか。

ここでみなさんにお伝えしたいのは、そういう結果も、少なくともここにはあるということ。そして、不妊治療の結果は、決して「妊娠」だけではないということ。

妊娠すれば次に出産という山があり、運よくそれができたなら、子育てが始まります。

そう、そこからがまた次のスタートなのです。

そういう、妊娠のもっと先のこと、「そんなの当たり前」と思っていたのに治療に夢中になるあまり、もしかしたら忘れかけてしまっていたかもしれないことも、ぜひ常に忘れないでいてもらいたいなと強く思います。

治療の目的を再確認

なぜ、先のことを考えておいてほしいか。それは、私の周囲で、不妊治療を頑張ってやっと妊娠できたのに、妊娠したとたん目標を失ってうつ状態になってしまった友人や、せっかく出産したのに、子育てに悩み、心療内科に通うようになってしまった人、また出産後に離婚してしまった人など、「自分たちが望んだ〝結果〟を得たはずなのに、望んでいたとおりの人生を歩めなくなった」人たちを、たくさん見ているからです。

本来は「子どもを産み、慈しみ、育み、心豊かな人生を送りたい」と思って始めたであろう不妊治療が、「結果」という言葉によって、いつの間にかまるで何かの試験のごとく、妊娠しなかったら不合格のように感じてしまう。

だから「結果が出ないとやめられない」「結果を出すまでは頑張らなくちゃ」になっていく。

「こんなにやってもまだ結果が出せない」と悩み、「結果が出せない自分」のことを「ダメな患者」と思ってしまうのは、知らないうちに自分自身の心に大きなダメージを与えてしまう、とても悲しいことだと思います。これは私自身がそうだったので、本当にそう思います。

③ 頑張っている自分を認めてあげる

私はよく講演でも話すのですが、不妊治療を頑張っている人たちの多くは、まじめで優秀だなと感じています。

これまでの人生で「努力して夢をかなえてきた」方が多く、不妊となって初めて「人生で努力が報われないこともある」という壁にぶつかってしまうのです。

でも、頑張れば努力は必ず報われるという経験知をもっている。だから、報われないのなら「自分の努力が足りない」と思ってしまい、さらに頑張る。

治療がうまくいかなかったら、自分を責めてばっかりです。

「あのとき私がこれをしなかったから」あるいは「あのとき私がこれをしてしまったから」「だから妊娠できなかった」と思ってしまうんですよね。

でも、そんなことは決してないんですよ、と、これも講演でよく話します。

すでにあなたは十分頑張っています。頑張っている、ということに気がつかないほど頑張っているし、我慢している、ということに気がつかないほど、自分に無理を課しているはずです。

そんな自分に気がついてあげてほしい、と思うのです。

そして、自分の体だけでなく、気持ちや心を、もう少し大切にしてあげてほしいなと思います。これは自分自身の経験からも、心からそう思います。

治療中の自分に声をかけるとしたら?

今回この本を書くにあたって、16人の友人たちに取材協力をしてもらいました。彼女たちの多くはすでに治療を終えており、中には養子を迎えた人もいますが、自分で出産して子どもをもった人は1人もおらず、治療を終えている人は皆、終えてから数年以上が経過しています。

第4章では彼女たちの「治療、その後」のストーリーをつづっていきますが、そこには書ききれなかったエピソードを、いくつかこの章でも紹介していきます。

取材にあたり、事前アンケートに答えてもらいました。

その中で「今の自分が治療真っ最中の自分に声をかけてあげるとしたら?」という質問をしました。Ｆｉｎｅの副理事長を務める高柳さんは、こう答えました。

「何度も何度も失敗を重ねていて、自分の気持ちを見つめないように、感じないように過ごしていた。判定日に（自分では）ダメなのがわかっているので、直後（もしくは当日）オフ会を設定して、人と過ごすことで気を紛らわせていたりしていた。不妊のウェブサイトを運営していたので、判定日で妊娠していないことがわかった日でも、掲示板で妊娠報告をしてくれた人におめでとうのお祝いのレスをしたりしていた自分は、今思うと自虐的だったなあ。そこまで我慢することなかったのに、気持ちがきついときは休めばよかったのに。

悲しいときは心にふたなどせずに、泣けばよかったじゃないとか、つらい気持ちにふたをしなくてよかったのにとか、言いたい」

悲しむことを我慢しないで

本当に、そうなんですよね。治療の最中にはそんなことはあまり考えなかったけれど、同じように無理をしている人は多いと感じています。

私も治療を開始して間もない頃は心のアップダウンが大きく、大きな期待をしてはひどく落ち込んで、とやっていましたが、治療の回を重ねるにつれて、だんだんそのアップダウンの角度がなだらかになっていきました。

「どうせ今回もダメかもしれないし」と、あらかじめ覚悟しておく。期待するとそのぶんひどくがっかりしてしまうことを自分でわかっているので、防衛本能から、最初から期待値を低くしてしまう。そうして悲しみの量を少なくしようとしていたのだと、しみじみ思います。

そんなふうに、悲しむことすら我慢してしまう。こういう人はけっこういます。

けれど、もっと悲しんでもよかったのかもしれません。

素直に期待して、ダメだったら泣くだけ泣いて、そのほうがすっきりできたのかもしれません。

悲しむ、泣く、という行為は心理的にも大きな意味をもつことだそうです。だから、悲しいときには無理して元気にふるまわず、気の済むまで落ち込んでいい。

これは、治療を経てずいぶんたった今だから言えることです。だからこそ、今そういう気持ちを抱えている人がいたら、ぜひ伝えたいと思っています。

④子どもがほしい理由を、もう一度考えてみる

治療真っ最中のとき、私は「言われたくない言葉」がいくつかあったのですが、その中で最も嫌いな質問はこれでした。

「どうして（治療をしてまで）子どもがほしいの？」

なんでそんなことをきかれなきゃいけないんだろう。

結婚して普通に妊娠して出産している人には「どうして子どもがほしいの？」なんて、人は絶対尋ねない。私は妊娠できないばっかりに、そんなことを他人からきかれてしまう。なんて情けないんだろうと思うと、悔しく、悲しく思いました。

また不妊治療自体を否定されているようにも受け取れ、実際「そこまでしなくていいんじゃないの」と言われたこともありました。

そういったことを、とりわけ子どものいる人から言われると、なんとも言えない気持ち

になりました。

けれど今、私が治療真っ最中のときにされたくなかった質問を、あえて、治療を迷っているあなたへ、したいのです。


「あなたは、なぜ、子どもがほしいのですか?」


この質問に対して、周囲からは、さまざまな答えが出てきました。

「結婚したら子どもがいるのは当たり前だから」

「夫婦だけでは寂しいから」

「将来が不安だから」

「子どもがいなくてかわいそうと言われるから」

「跡取りが必要だから」

「子はかすがいというから」

「自分たちの肉親ができて、やっと家族になれるから」

「周囲はみな、子どもがいて幸せそうだから」

「夫に子どもを抱かせてあげたいから」
「子どもがいない生活は考えられないから」
あなたは、どう考えていますか？

⑤自分たちの将来像（ビジョン）を描き直してみる

実は、私は治療中「ほしいからほしいの！　理由なんてない」と思っていました。それも事実ではあったのですが、やはりもう少し掘り下げて考えておいたほうがよかったかな、と今では思っています。子どもを得ることで、何を得たかったのかな、ということ。私（たち）がどんな未来を描き、どんな将来を目指したかったのか。つまり、「ビジョンをもつ」ということです。

前述のように私たちは、結婚してすぐに子どものことも考え、おおまかなライフプランも決めて、それにそったいろんな夢を描いていました。

私たちはそうした「子どものいる未来の家族像」を比較的共有できていた夫婦です。けれど、やはりディテールは甘かったかなと思います。

そして、まだ若かったせいもあるでしょうが、せいぜい子どもが学校に行くぐらいまでの中期的な未来像しか描けていませんでした。その先を考える前に不妊治療に突入してしまったので、その先をしっかり考えるに至らなかったのです。

だからというわけではないのかもしれませんが、子どもを得るという最初の目標でことごとくつまずいて、その先に進めなくなったときに、将来の家族像がぐらついてきて、戸惑ってしまいました。2人の到達地点、着地点が見えなくなってしまったのです。「子どもがいる未来しか思い描いていなかったのに、子どもがいなかったら、いったい私たちはこの先どうなるんだろう?」。この不安感も、治療をやめられなかった要因の1つであったと思います。

「とにかく子どもがいなきゃ! じゃないとその先の未来がなくなる」と思い、子どもを得ることがいつの間にか「目的」になってしまって、その先のことがあやふやになってきました。本来なら子どもを得ることは、私たちが(家族ごと)幸せになる要素、いわば手段の1つであったはずなのに、それが人生の目的のすべてだと思い込んでしまっていたのです。

その目的を失うのが怖くて、治療をなかなかやめられなかったと、これも今だからわかることです。

⑥ビジョンを明確にし、2人で共有する

この私の経験からみなさんに伝えることがあるとすれば、2人の将来像、ビジョンの確認と共有はとても大切だということ。だから、ぜひ夫婦いっしょにやっていただきたいのです。


ビジョンとは、目標（ゴール＝到達地点）ではありません。それを混同すると、私のように途中で戸惑ってしまいます。

ビジョンとは、ゴールに到達したときの自分の姿です。

それを周囲の状況を含めて映像として描き、五感を使ってリアルに感じて、心の中に常に強くもつこと。コーチングではこの「ビジョンメイキング」とよばれる作業を、まず最

初にしっかりと行ないます。

次に、現状を確認してゴールとのギャップを測り、目標に到達するまでの計画（アクションプラン）を作成するのです。私は、治療中はコーチングを学ぶゆとりなどとてもなかったので、治療をしなくなってから本格的に学んだのですが、治療中にやっておけばよかった、と思うことがたくさんあります。特にこのビジョンメイキングは大切で、ゴールを達成するための近道につながります。不妊治療にもこういう作業は必要だと感じています。始めるときも、治療中も、妊娠後の子育て、そしてやめるときも、です。

ビジョンを明確にするための質問

10年後の未来、20年後の未来、30年後の未来……。

2人はどんな毎日を送っていますか？

そのためには、何を備えておきたいですか？

何が必要で、必須で、何が「あったほうがいいもの」で、何が「なくても大丈夫かもしれない」ものになりますか？

そして、そのために、「今」どうしたいと思いますか？

この「ビジョンメイキング」という2人の将来をしっかり描く作業は、折にふれ、やってみるといいと思います。折にふれ、というのは、時の流れとともに、状況や気持ちが変わり、それにつれてビジョンを変更する必要も出てくると思うからです。

もちろん、それに合わせてプランも変化します。そうした作業は、何も不妊治療だけでなく、どんなテーマでも同じでしょう。

そしてこのビジョンは、ほかの誰でもない、2人で、自分たちのために描くものだということがポイントです。

ですから、何回立て直しても大丈夫。なんの問題もありません。

どうぞ、そのときそのときの2人の気持ちを正直に話し合いながら、軌道修正をし、その都度共有してくださいね。

不妊治療はカップルでないとできないことですから、2人の気持ちを揃えることはとても重要なことだと思います。

7 治療の区切りを「ひと休み」として考えてみる

第1章で挙げた不妊治療の昨今の課題の中に、もう一つ重要な課題として「不妊治療の終結」が挙げられます。これは、特にこの数年来、最も答えが出づらく、当事者にとっても医療者にとっても困難なテーマとなっています。

医療技術の進歩とともに、年齢が上がっても、治療が「できてしまう」環境が整っていることも要因の1つです。

これは患者にとってうれしいことではあるのですが、同時に切ないことでもあると思います。言うまでもなく、治療をやめる線引きをするのは自分たち自身であることはわかっていながらも、「治療ができる限りはやめたくない」と思ってしまうからです。そういうときには、「やめる」ではなくて、「ちょっとひと休み」と考えてもいいかもしれません。

「いつ、どうやったらやめられるんでしょうか」ときかれることが、しばしばあります。

その気持ちは、痛いほど、本当に、痛いほどわかります。

けれども、「いつ、どうやったら」というのは、本人にしかわからないし、決められないことです、と答えるしかないのです。きくほうも、その答えをわかっていて、それでもきかずにいられないんですよね。

人によってさまざまな「区切り」

私のこれまでの経験からいうと、治療の区切りは、人によっていろんなつけ方がありました。

治療の回数で区切った人もいたし、治療の年数で線を引いた人もいました。次の段階の治療にステップアップをせず、そこでやめた人もいたし、年齢、治療費の総額、転院した病院の件数、凍結胚がなくなったら、というところで区切りをつけた人もいました。離婚したから治療ができなくなった、という人も少なくありません。

もちろん、もう採卵ができなくなったから、という人もいました。近年ではこれが一番多いケースかもしれません。

「体外受精にチャレンジしても、もう卵子がとれなくなったから、物理的にこれ以上治療を続けられなくなった」という人はかなりたくさんいます。その中には、海外に出向いて卵子提供を受けた人もいます。

やめ方は、本当に、人それぞれです。答えなんて、正解なんてない。

だからこそ、悩ましい。つらいんですよね。

迷っている人へ。先達からのメッセージ

そのような「不妊治療をどうするか迷っている人にひとこと」という問いかけに、友人たちが答えてくれました。一部を紹介します。

「今後自分たちに子どもがいたら、どう生きていきたいのか（例えば養子が選択肢としてある人ならそれも含め）、子どもがいなかったら、どう生きていきたいのか、具体的にイメージしてみてください。しっくりきたイメージが、自分が望むものなのかもしれません。それから、ひとりで考える時間も、ご主人と話す時間も、両方必要だと思います」

「何歳まで頑張ろうと決めても、途中でやめても、やめてから再開しても、それは自由。

自分が決めることです。とりあえずご自身が納得できるまで、続けてください。やめたら治療中のつらい気持ちはだいぶなくなりますが、全部なくなるわけではないのです」

「治療を続けなくてはと思ったり、もうきついなあと感じたり。大きく気持ちが揺れ動く毎日は、とてもとても大変ですね。悩んでいるときはきついけれど、答えが出ないときは、それでいいのだと思います。急がなくても大丈夫。パートナーと語り合い、もし気が向いたらさまざまなサポートを利用してみてください。人生のちょっと先行く私たちピア・カウンセラーのことも思い出してくださいね」

⑧ ロールモデルを探してみる

私自身、10代の頃から、子どもは3人と決めていたので、子どものいない人生を送るのは、とても考えられないことでした。

当時、私の周囲には夫婦2人で幸せそうに暮らしている人はいなかったから、夫婦2人の人生だなんて、なんて寂しく悲しいものだろうと思っていました。

だから、「○年後の自分たちの姿」を知りたいと切望していたのです。それがかなわないのなら、せめて「治療をやめたら、いったいどうなってしまうのか？」、実際にそうやって暮らしている人たちのことを知りたいと願っていました。望んだ子どもを得られなかったのに、幸せに暮らしている人なんているんだろうか？　と思っていました。

Ｆｉｎｅには「Ｆｉｎｅ ｓｐｉｃａ（スピカ）」という「不妊治療後、夫婦２人の人生」を送っている人たちのグループがあります。前出の高柳さんがこだわってずっと続けている会で、定期的に東京で開催される集いには、必ず十数名の人が集まり、いろんな話をしています。

初めてこのグループに参加した人は、みな一様に驚くそうです。「こんなにたくさん、夫婦２人の生活を送っている人がいるなんて！」

そして、夢中になっていろんな話をして帰るそうです。

そう、治療中は病院に行きさえすれば、あんなにたくさんの同じ治療仲間がいた。けれど、時間とともに治療仲間は変化していき、治療を経てママになって、目の前からいなくなっていく。治療をやめたら病院に行かなくなって、不妊という体験を共通項として話ができる仲間が、見つけにくくなってしまいます。

たとえ夫婦2人の生活を送っている人に出会ったとしても、その人は不妊治療を経て今があるのか、それとも最初から子どもをもたないと決めているのかわからない。

そう考えると、少なくとも不妊について話をすることが、おいそれとはできなくなってしまいます。

「あんなにたくさんの、治療をしていた人たちは、いったいどこにいるんだろう」

「子どもができなかったのは、私だけなんだろうか」

と、治療中よりも、さらなる孤独感に陥ってしまうといいます。

そういったシーンに触れるたび、「ここにいますよ～」と私たちは言っています。

Ｆｉｎｅは「現在・過去・未来の不妊体験者を支援する会」です。いろんな体験者がいますよ。いつでも仲間を見つけに来てください、と。

「きっぱりやめる」は少数派

不妊治療をやめる、という選択をしたとしても、その多くの人たちは「ある日、境界線をひょいっと超えるように」きっぱりと不妊の世界から別の世界に移り住むことができたわけではありません。

そのように潔く、なんの未練もなくスパッと切り替えられる人もいることはいますが、私が知っている限り決して多くなく、どちらかというと少数派です。

多くは大なり小なり気持ちを残し、でも「やめなきゃ」「やめよう」と決心し、やめる方向に自分の気持ちをもっていこうと頑張って、やっとの思いでやめる。

あるいは、休んだり、再開したりを繰り返しながら、その歩みを徐々にゆっくりにしていき、静かにフェイドアウトしていく……。大多数はこちらだと感じています。

そして、不妊治療をやめたからといって、それですぐ悲しみやつらさがなくなり、サッパリできるわけでも、たぶん、ないのです。

私の周囲では、「治療をやめて楽になった！」という人ももちろんいますが、やめてからもずっと悩みや悲しみを抱える人もいます。不妊治療はいつか終わりが来るけれど、不妊には終わりが来ないんだなあ、と、私はつくづく思っています。

不妊治療が終わっても

不妊には終わりが来ない。私自身、不妊ということに関する思いはいっぱい残っているし、これは一生なくならないんだろうな、と、数年前から確信しています。

あ、でもだからといって毎日悲しくて泣いているとか、もちろんそういうことではありません（笑）。私は一生「不妊」なんですが、それはただそれだけの事実で、それ以上でもそれ以下でもありません。なんというかうまく言えないんですが、これはとてもシンプルなことなのです。

そしてこの「不妊」という思いは、実は子どもを得ても同じように持ち続ける人がいます。たぶん不思議に思われる人が大半でしょうが、Ｆｉｎｅで行なっているピア・カウンセリングにはそのようなカテゴリーがあるし、メンバーにも子どもをもつ人がたくさんいます。

「不妊」というただ2文字の言葉は、実に、語りつくせないほどの意味をもつ言葉なのだなあ、と、これもつくづく思うことです。

諦めるではなく、明らめる

そして、私たちのように「病院に行かなくなる」ときには、あきらめるために、もうちょっと、頑張らなくてはならないかもしれません。

ここでいう「あきらめる」は断念するという意味ではなく、仏教用語の「明らめる」。明らかにして見極める、ということです。見極めて、自分たちで次に進まなくてはならないのですよね。ここでも、新しい頑張りがちょっと必要かなと思っています。

でもこれは、不妊治療の最後の「大切な頑張り」。そして同時に、その後の新しい人生の始まりにもなります。ここではビジョンの立て直しや、それにそったプラン変更が必要になってきます。でもそれはきっと、不妊治療よりはかなえやすい目標やプランであり、そのぶん、やりがいのある頑張りになると思います。私も、まだ頑張り中です。いっしょに頑張りましょう。

9 自分たちにとっての「不妊治療」を考えてみる

私たちには不妊治療を経て得たものも、数多くありました。これも治療を経て時間がたって、やっとわかることです。

「不妊治療はあなたにとって？」という質問にはこんな答えが返ってきました。

「治療中はつらかったけど、人生の転機になった。なくてはならなかった過去」

「治療はつらいものでしたが、1つの大きな人生経験となりました。命の誕生について意識させてもらい、妊娠出産は当たり前ではないことを実体験として経験させてもらったかなと思います。今生きている自分や周囲にいる人を大事にしたいなと思わせてくれました」

「子どもが授からないことを受け入れて、次のステップに行くことができたツール」

「人にはどうにもならないこともある、と人生が思いどおりにならないことを教えてくれたけれど、夫婦とは何かを考えるいい機会にもなりました。子どもをつくるために結婚したわけじゃない……とあらためて悟りました」

今はまだ実感できないかもしれませんが、みなさんにもきっと不妊治療、あるいは不妊の経験で、得たものがたくさんあったのではないかと思います。

私自身、治療中は多くのことを我慢して、仕事のキャリアを足踏みし、時間もお金も労力も可能な限り費やして治療に邁進していました。それでも望んだ子どもは得られなかった。けれども、治療で得たものもたくさんありました。

「この経験は、無駄じゃなかった」。

そう思える日は、いつかきっと来ると思います。

私が治療中に最も知りたかった、治療を経て暮らすカップルの姿。「不妊治療・その後」のロールモデルのごく一部として、16人の友人たちの今を、第3章で紹介します。

第3章

不妊治療
その後の物語

16人の体験談

CASE 1

45歳で治療をやめ、天職に出合う

涙しながら
不妊治療に費やした時間。
それは、今に至るための
道筋だったと思えるのです。

生島清身さん（52歳・行政書士／社会人落語家・東京都）

治療歴など

35歳のとき、27歳の夫と結婚。当時はフルタイム勤務。すぐに妊娠するも流産。38歳のとき、子宮外妊娠で右卵管を切除。41歳で治療開始、体外受精で2度妊娠するが流産。45歳のとき、8回目の体外受精に臨み、治療を終了。

＊職場のトイレで泣き、赤い目を気にしながら仕事に戻った日

治療を終えて7年、今の私は個人事務所を開き行政書士として、また社会人落語家として活動しています。治療中の自分がこの姿を見たら「うっそ〜‼」と目を丸くして驚くでしょうね。治療の先にこんな人生があるなんて、まったく想像できませんでしたから。

35歳で結婚し、すぐに妊娠したものの残念ながら流産に。その2年後に再び妊娠、しかし子宮外妊娠で右の卵管を切除しました。

主人は街で子どもを見かけるとパーッと走っていってちょっかいを出すほどの子ども好き。親戚の集まりでも、ずっと子どもの相手を楽しそうにしています。次第に「彼のために子どもを産んであげられたらいいなあ」と思うように。さらに「親に孫を見せてあげたい」という気持ちも湧いてきました。自然に授かることを待ちつつ、気がついたら40歳。子どもを授かるチャンスが高くなるのなら……と不妊治療専門クリニックを訪ねました。

1年間のタイミング法の後、人工授精を1回して、42歳で体外受精にトライ。2回妊娠反応が出たものの、またも流産。仕事をしていたので、子宮内を掻爬する処置の後、ゆっくり休めないのがきつかった。職場に治療のことは伝えてはいたけれど、迷惑をかけない

ように休むのは採卵の日と受精卵を戻す胚移植の日のみ。急に「流産」と聞いたら、きっとびっくりさせてしまう。「これが自然妊娠なら、気づかない人もいる初期流産の段階。大げさなことではない」と自分に言い聞かせ、仕事に向かいました。頭では理解はしていても、やはり期待してしまい、そのぶんショックも大きくて……。

治療中で、このときが一番つらかったですね。職場でたんたんと仕事をこなし、トイレに立ったときに、ふと気がつくと涙があふれている……。涙が止まるのを待って、目が赤くなっていないか、気にしながら仕事に戻る。このとき、周りに話せる人が1人でもいれば、少しは気持ちが和らいだかもしれません。

やがて、44歳。7回目の体外受精に臨み、マイナス判定となったとき、ついに心が折れました。ここまでしてもダメなのか……。もうクリニックに足が向かなくなりました。

＊勤務時間を変更、できた時間で念願の着付けを学んだことが転機に

話は少し戻りますが、不妊治療を始めて2年たった頃、当時はウェブサイト管理の仕事をフルタイムでしていて、平日は仕事を休めず、交代もいない状況でした。これでは体外

受精をするのは無理だと思い、上司に話して、週3回の勤務に変更してもらいました。時間の余裕ができたので、以前から習いたかった着付けを学ぶことに。

自分で着られるようになったら、もっと着物ライフを満喫したいと思い、近くで開催されている落語教室に行くことに。それがもう、おもしろくて！　落語は200年も続く日本の伝統芸能。時代を超えた人間ドラマでもあり、その魅力にはまりました。

一方、この頃、治療に専念するため仕事を辞めました。体外受精では採卵日が直前に決まるので、週3回勤務でも仕事を続けるのがむずかしくなったのです。

7回目の治療に入る頃、治療の先行きがあまり明るくないし、何か勉強を始めようと思い立ちます。ちょうど主人が会社を立ち上げるタイミングで、さまざまな申請をしていました。そこで「行政書士」という仕事を知ります。受験資格は特になく、「私でも頑張れば取れるかも?!　この資格を取ろう！」と目標を定めました。予備校には行かずに通信教育で学び、年1回の試験に挑戦、運よくその年に合格しました。

私が最終的に治療を終了したのは、7回目の体外受精に臨んだ1年後でした。45歳のとき、もう一度体外受精を試みようとしたのです。結果は、卵子がとれませんでした。年齢的に限界だとわかっているけれど、「これで終わり？　もう1回やる？」と複雑な気持ちで家に帰りました。でも、時間がたつにつれて、次第に気持ちが落ち着きました。

主人にははっきり言っていなかったけれど、クリニックに通わずに行政書士の勉強をする私を見て、治療の終わりを感じていたと思います。彼はいつも「私がやりたいようにすればいい」というスタンスで、「こうしようと思うんだ」と私が伝えると、「わかった」と同意してくれました。いつも私の気持ちを察してくれると感じています。

＊治療が与えてくれた気づき、時間がたつほど深く感じる思い

さて、治療を終えてしばらくしてから、行政書士として開業する準備を始め、9カ月後に開業。1年たった頃、相続セミナーに参加すると、司法書士と落語家が組んで創作落語で相続の説明をしていました。「これ、私ならひとりでできる」と気がつき、早速相続をテーマに落語を作り、やがて披露する機会が訪れました。それが評判を呼び、次々と講演

の仕事をいただくようになり、現在に至っています。

相続やエンディングノートというと「死ぬまでの準備」と考えがちですが、私が伝えたいのは「人生を悔いなく生きてほしい」ということ。というのも、不妊を体験して、私は人生や命について深く考えるようになったからです。

流産や子宮外妊娠で生まれることのなかった命。体外受精では「受精卵」を目にしました。そのとき「私もかつては受精卵の状態だった。すべての人がこの過程を通って、この世に生まれてきたのだ」と実感したのです。しかし、すべての受精卵が生を受けられるわけではない。だからこそ、この世で人生を体験できることは、なんと貴重なことだろう。

私は「落語」という武器を手に入れて、独自の話ができると感じています。悲しい体験も時間を経て、命の大切さを人に伝えられる貴重な体験だったと思えるのです。

不妊は私に、いろんな気づきを与えてくれました。年数がたつほど、その思いは強く、深くなっています。治療をしたから、着付けや落語に出合い、行政書士になった。それらを生かして命について語り、人に伝えることができる。涙しながら治療した日々、そこで私は人生の彩りをいっぱいもらったのです。これからも実る、豊かな彩りを。

CASE 2

10年間の治療で21回の採卵

信頼できる医師と出会い、
治療をやりきった。
区切りをつけるために、
最後の凍結胚とお別れを。

小宮町子さん（46歳・パート・埼玉県）

治療歴など

31歳のとき、28歳の会社員の夫と結婚。当時は接客業。34歳で治療開始。タイミング法、人工授精2回の後、38歳で体外受精を開始。41歳のとき、最後の採卵（21回目）をし、凍結胚1個を保存。44歳のとき、凍結胚を破棄して治療を終了。

✱治療中の不安定な気持ちが話すことで整理され、継続する力に

初めて産婦人科へ行ったのは34歳のとき。検査では私も主人も問題なく、すぐに妊娠できると思っていました。Sクリニックに転院して体外受精をしたところ、採卵中に血圧が下がって危険な状態に。詳しい検査で自律神経が敏感に反応する体質と判明、今後の治療は慎重にしなくてはいけないとわかりました。

リスクを考えて大学病院に転院。陰性判定のたびに落ち込み、治療を続けるかどうか悩みます。5回目の体外受精の後、夫が「そろそろ治療はやめよう」と提案してきました。気持ちの浮き沈みが激しく、帰宅すると暗い部屋にぽつんといる私の姿を見れば、それも当然だったと思います。

この頃、県主催の不妊の集いを知り、勇気をふりしぼって出かけました。心の奥底に閉じ込めてきた不妊のことを、ひとりで抱えるのはもう限界でした。集いで話そうとしたとたん、涙があふれ出し、止まりません。そこに居合わせた人たちが、静かに私の涙を受け止めてくれました。このことで心が軽くなり、「勇気を出して参加してよかった」とホッとしました。隔月で開催される集いに参加するうちに、話すことで徐々に気持ちの整理が

つき、友だちもでき、治療を続ける力が湧いてきました。

＊最後の転院で集中的に治療、同時にやめどきも視野に

40歳目前、「最後だから納得する治療を受けたい」とSクリニックの医師に転院先を紹介してもらいました。そこでは、排卵誘発剤をあまり使わない卵巣刺激法で毎月のように採卵。「治療は40歳まで」と決め、2年間で採卵は15回に及びました。

主治医は「文献にあった方法を試そう」「学会で発表された治療をやってみよう」と毎回、治療法を提案してくれます。結果は陰性でも、次の治療をポジティブにとらえて希望をもつことができました。確立された治療ではないものの「現在の医療でできることはすべてやった」という満足感があり、最終的にあきらめることができたのです。

治療中、やめることは常に頭にあったけれど、「多くの時間とお金を費やしたのだから、このままではやめられない」という気持ちも。「もうやめたほうがいい」とわかっていても、やらずにはいられない……心の平穏のために治療を続けていたのです。

しかし、次第に成功のイメージが湧かなくなりました。「次こそは」の思いよりも、「次

もダメだろう」の気持ちが大きくなったのです。勉強やスポーツは積み重ねることで成果が現れるけれど、不妊治療はいくら続けても結果が伴いません。それを痛感し、やがて自分の心と体を守る防御反応で、期待することをやめました。

また、治療をやめた最大の理由は治療費の負担です。約10年間、治療費だけで1000万円を超えました。共働きだった頃の貯金を治療費に充て、将来のための貯金もすべて使い果たし、さすがに借金はできないと、治療にピリオドを打つことに。

最後の採卵は41歳のとき。受精卵が2個できて、1個を子宮に戻しましたが、結果は陰性。残った1個を凍結。これを戻す日が最後の治療です。

最後の受精卵は「赤ちゃんになるかもしれない」という希望と、「これがある」という安心感、でもそれを戻してしまったら……。この頃、特別養子縁組や里親制度を知り、「不妊治療をこんなに頑張らなくても子どもを育てる方法があった。産む以外の選択肢もあったんだ」と気がつきます。もう少し早く知っていたら、治療に見切りをつけて養子を迎えることを積極的に考えたかもしれません。

ただ「産むのはタイムリミットがあるが、子どもを育てることに年齢制限はない。この先、人を育てるチャンスはたくさんある」と希望をもつことができ、治療をやめる後押しになりました。採卵から1年半後の2011年3月、ついにクリニックに予約を入れます。

✱震災、家族の病気……父が語りかけた言葉

受診予定日の直前、東日本大震災が起こりました。その直後、父が突然倒れ、認知症と診断されます。まるで子どもに戻ったかのような父に、私たち家族は戸惑うばかり。この先が見えず、クリニックの予約はキャンセルしました。

それからは、介護のために近くの実家に通う日々。父は言葉を発することはなくても、いっしょに過ごす時間の中で多くのことを私に教えてくれました。あるとき、まるで私に語りかけるような瞬間がありました。

「頑張ったから、もういいんじゃないか」——そう言ってくれた気がしました。

近所の子どもたちと遊ぶ父の姿をよく目にしたので、娘夫婦に子どもができないもどかしさは、きっとあったはず。両親は「孫ができるのは当たり前。そのうちできるだろう」と思っていたようです。私も「幸せは子どものいる家庭」という自分の理想にとらわれていました。家族の形はいろいろあるのに……。

そんな折、クリニックから凍結胚の凍結延長のお知らせが届きました。覚悟を決めて「破棄」に丸をつけてポストに投函しました。これでおしまいです。44歳、最後の採卵から3年がたっていました。治療を頑張ったぶんだけ、やめるにも同じくらいエネルギーが必要で、答えを出すまでに時間がかかりました。治療に集中していた時期が燃えさかる炎ならば、終わりは細く長く、ゆっくりと灯火が消えるようでした。

凍結胚を破棄するときは落ち込みましたが、気持ちは揺れませんでした。キッパリお別れして、気持ちを新たに前に進めると思ったから。もう治療しない、迷わなくていいと思うと肩の荷が下りてラクになりました。でも、生まれてくるかもしれなかった子に対して「ごめんね」という思いは残ります。それはずっと消えないでしょう。

現在は、パートで働きながら、障害者の支援活動をしています。また、不妊当事者向けのおしゃべり会も担当。治療をしても妊娠・出産できなかった人はたくさんいます。そうした人も含めて、誰もがふらっとやって来て、そこで会った人といっしょに過ごしてホッとできるような、そんな場を提供する。それが今、描いている夢です。

CASE 3

治療を経て出合った仕事

キャリアをあきらめ、探し続けた居場所。言葉にしていくことで、止まった時間が動きだした。

堀田敬子さん（50歳・心理カウンセラー・大阪府）

治療歴など

営業職だった27歳のとき、25歳の夫と社内結婚。30歳で治療開始。子宮内膜症のため腹腔鏡手術を2回受ける。35歳で流産を機に退職。40歳で治療を終了するまで人工授精14回、体外受精・顕微授精12回。夫の転勤で沖縄、福岡、大阪で暮らす。46歳でカウンセリングルーム「with（ウィズ）」開設。

＊営業先から通院、流産を機にキャリアをあきらめた

大学を卒業したのは男女雇用機会均等法の施行から4年目、総合職で入社して営業の実績を積み、やりがいを感じていました。27歳で社内結婚。子どもができたら産休・育休をとり、仕事と育児を両立するつもりでした。30歳で婦人科を受診。職場では休みをとるのがむずかしく、外回りの合間に病院へ行き、営業先に向かいました。

婦人科の病気が見つかり手術をするなど、休みながら5年間で人工授精を14回。35歳で自然妊娠したとき、出張続きで体がきつく、「こんな状態は赤ちゃんによくない。仕事は続けられない」と頭をよぎりました。結局流産してしまい、仕事を休めなかった自分を責め、これを機に退職することに。

当時の私は同期仲間でも早い出世の課長代理、社内で名が知れていました。不妊治療での退職を信じてもらえず、「理由は会社の将来性ですよね？　私も辞めます」と転職した後輩も。女性総合職の先駆けとして頑張った自分が好きだったのに、治療であきらめなくてはいけない。「仕事はまたできるけど、出産には年齢の限界がある」、そう自分を納得させました。

＊結果が残らない治療は、やっていないのと同じこと

不妊専門クリニックに転院し、「体外受精までやるのだから、すぐに妊娠する」と期待したものの、なかなか妊娠しません。待合室は人であふれているのに、誰とも言葉を交わすことはなく、唯一話す医師からは「今回は卵の成長がよくないです」「ホルモンの数値が上がらない」など、自分にはどうしようもないことを指摘されます。

この頃、「あなたは何をしている人？」ときかれて、答えられないのがつらかった。私がしているのは「結果の出ない不妊治療」。仕事を辞めた私は「母親になること」でしか、地域や社会に居場所をつくれないと考えていました。だから、何者でもないのがすごく苦しかった。キャリアを犠牲にして選んだ不妊治療、成功の道は「子どもを授かる」だけ。「立ち止まっちゃいけない」と治療に向かい、自分を追い詰めていたのです。

このクリニックへの通院をやめたのは、夫の転勤が決まったからでした。

＊子どもがいてもいなくても、周りとの関係は変わらない

最初の転勤先の沖縄では、まず生活に慣れ、仕事を探し、半年ほどして通院を開始。3回目の体外受精のとき、採卵時の炎症が原因で入院。体を休めていると体調がよく、「治療をやめたらこの生活が続くんだ」と治療を休むことを意識します。

その頃、友人が「子どもがいてもいなくても、母親であってもなくても、私たちの関係は何も変わらないよ」と声をかけてくれました。うれしかった。何者でもない私を「あなたのままでいい」と認めてくれる人が、ちゃんといたのです。

また、職場・地域の人たちとも楽しく過ごすことができ、私に子どもがいなくてもそこに居場所がありました。「今ここで仕事をしている私でいいんだ」と思えるようになったら、先の生活にあまり不安を感じなくなりました。そう、気がつけば、すでに「夫婦2人の生活」をしていたのです。

クリニックに行っても、きっと同じことの繰り返し。たんたんとノルマをこなし、うまくいかずに落ち込む姿まで想像できて、成功するイメージが描けない……。治療をやめるきっかけはこれといってなくて、単に病院に行かなくなっただけ。その気になったら、また行ってもいい。40歳、治療よりも仕事のことを考えるようになりました。

そんな折、またもや転勤。今度は、私の故郷である福岡県です。5～6年はいられるはずと本腰を入れて仕事を探し、ようやく就職。実家近くに家を借り、週末は妹家族も集まって食事をしたり、仕事帰りに友人と待ち合わせたり、充実した日々でした。

しかし、1年半を待たずに予想外の大阪転勤の辞令。何もかもが、またゼロに。大阪に移って半年以上、何もする気が起きませんでした。ただ、福岡にいたとき、大学の社会人コースでコミュニケーション入門を学び、心理学に興味をもったので、大阪でも通うことに。「これだけは誰もとらないで！」と切実な気持ちでした。

1年間の勉強が終わり、自分がやりたいことを見つめ直すと、「私が一番つらかったのは不妊治療、そして寄り添いたいのは不妊体験者だ」とわかりました。

治療中は仕事も楽しいことも全部我慢して、弱音を吐いちゃいけないと思っていたけれど、自分の気持ちを言わないのは「自分の時間を止める」こと。あの頃の私は「妊娠して母になる」しか道はないと思っていたけど、ちゃんと違う道もあった。今悩んでいる人に、当事者の体験として、そう伝えたいのです。

＊「私はカウンセラーです」。思い描いた自分がそこにいた

2011年にホームページを開設、カウンセラーとして活動を始めました。実はカウンセラーの職を探したものの「経験が必要」と断られ続け、もう自分でやるしかない、と。もし、再び夫が転勤となりカウンセリングルームを閉じることになっても、それまでの実績を残せる。まずは形だけでも……と始めて、現在に至ります。

不妊カウンセリングをメインに始めたのですが、やればやるほど「さまざまな分野を扱えるようになりたい」という思いが強くなります。不妊の背景に両親や周囲との人間関係が現れてきて、不妊以外のアプローチで話を聞く必要もあるからです。

現在は、男女共同参画センターの女性相談、民間の「こころの相談室」で広く一般向けのカウンセリング、そして大阪府警の犯罪被害者カウンセリングを担当しています。私の姿を誰かが見ていて、声をかけてもらえて……という感じで、働く場が広がっていきました。

今、「何をしているの?」ときかれたら、「心理カウンセラーです」と胸を張って答えられます。言葉にちゃんと中身が伴うように、さらに経験を重ねたいと思います。

CASE 4

同居、仕事、治療の両立

治療を中断してわかった、
無理していたこと。
やめるための準備は、
今できる小さなことから。

松山和音さん（仮名・49歳・会社員・広島県）

治療歴など

31歳のとき、38歳の公務員の夫と結婚。一般事務の会社員をずっと続ける。32歳で産婦人科に半年間通院し、34歳で不妊専門クリニックに転院。人工授精6回、体外受精は採卵1回、胚移植3回。37歳のときに治療を中断。2年後に通院可能になったが、再開せずに治療を終了。

＊次の治療を計画した矢先、家族の問題が発覚！

31歳で結婚したので、子どもはすぐにほしかったんです。1年たって近くの産婦人科へ行ったのですが、ちゃんとしたタイミング指導すらしてもらえず、友人に勧められて不妊治療専門クリニックに転院しました。

生理は順調、基礎体温も二相性、検査で主人も私も問題がない。妊娠への不安材料はありませんから、タイミングを計れば子どもが授かると思っていました。ところが、人工授精を6回行なっても妊娠せず、34歳で体外受精にステップアップします。

排卵誘発剤を使って5個の採卵ができ、すべて受精して、1回目の胚移植で1個、2回目と3回目は2個ずつ子宮に戻しました。残念ながら、いずれもマイナス判定。凍結卵がなくなったので半年ほど休み、通院を再開します。

次の採卵の相談をしていた期間に思いがけない事件が起こりました。

なんと、主人の借金が発覚！　いわゆるサラ金からの借り入れで、結婚前に返済したと聞いていたものが残っていたのです。すぐに返せると思ったのでしょうが、家族に秘密にしながら返済するうちに金額がふくらみ、数百万円になっていました。治療費は主人のボーナスを充てていたのですが、それは全額借金返済へ。治療計画は借金返済計画に代わりました。予定では2年で返済して治療を再開できそうでした。

＊どんなに疲れていても「休みます」と言えなかった

治療を休んでいる期間、いろいろ考えました。私が一番苦しかったのは、治療で疲れていても、気にしていないふうに元気を装っていたことです。

義母と同居し、すぐ近くに主人の姉家族が住んでいます。朝は家事をしてからクリニックに行き、遅刻して出社し、昼間は仕事でいろいろな人に会い、帰宅したら家事をこなす生活。休日によく人が訪ねてくる家で、ひとりの時間はあまりありません。「治療しているから、きっと妊娠する」と期待して、うまくいかないと落ち込む。感情の浮き沈みが激しくなりますが、それを表に出さないように平静を装って、仕事・治療・家事をこなしました。つらいときには、みなが眠った夜中にこっそり泣きました。

どんなに体が疲れていても、心が苦しくても、「先に休みます」と言えなかったんです。結婚して間もなく、家族との付き合い方がつかめないまま治療に入ったので、どう対処していいかわからず、結局我慢してしまった。ひと休みする時間も、だらだらする時間もないし、そんな時間があったら、どうしていいかわからない。通院していれば時間は埋められる……そう思っていたのかもしれません。

また治療を休んでいると体がラクで体調がいいことに気づき、そうして初めて「ああ、私はかなり無理をしていたのだ」とわかったのです。

2年が過ぎ、返済計画は予定どおり進み、私は39歳になりました。治療を再開できる状況です。しかし、私の足はクリニックには向きませんでした。

治療を休む前、毎回の治療は順調でした。子宮内膜もきれいで、受精卵も「よい状態」と言われる。けれど妊娠しない。この先、妊娠できるの？　今の医学ではわからない原因があるかも？　しんどい思いをして治療を続ける？　ここまでやってもダメなんだから、もう無理じゃないかな……。いろんな思いが巡って答えを出せません。

＊私、生きている価値がある！　今やることがあるんだ！

結局、再びクリニックに行くことはありませんでした。最終的に「もう病院には行かないだろう」と思ったのは、42歳のときで、私が考える妊娠が望める年齢を超えてしまった、ということもあります。

最初は、私自身が純粋に子どもがほしかった。でも、治療を続けるうちに周りが気になり、言葉には発しない義母の期待を感じたこともあります。なんのために治療しているのか、自分でもよくわからなくなっていました。

また、夫と義母、姉家族4人、私の7人家族の中で、私だけ血がつながっていない環境で、これからずっと暮らしていけるのだろうか……という漠然とした不安があったと思います。それで「自分の家族（子ども）がほしい」と無意識に思ったのでしょう。治療をやめて子どもがいないと、これからの家族の時間をどうやって埋めればいいのか。そんな思いが隠れていたのかもしれません。

治療真っ最中の頃、ホームページを開設し、掲示板を管理しました。人の話を聞く立場になったのですが、本当はそうすることで自分の存在価値を感じたかったのだと思います。

そのホームページが縁でボランティア活動を始めたところ、自分でも誰かの役に立つことを実感して、苦しんだ日々が無駄ではないと感じられました。自宅にいながら自分の知識とPCスキルでできることがたくさんあり、仲間といっしょに活動し、つくり上げる達成感もあります。

「私、生きている価値があるじゃない！ 誰かの役に立つことが、今やることがあるんだ！」と。活動を通して、結果が出なかった治療期間が意味をもつようになったのです。それから10年、今もボランティア活動を続けています。

治療をやめるというと大きなことを考えがちですが、ケーキ1個、CD1枚買って気分よくなれれば、それもいいと思うのです。私は治療をやめてから書店の雑誌コーナーを覗いたら、今まで見えていなかった種類の本や雑誌が目に飛び込んできて、パーッと視界が広がりました。まず一歩、小さなことから踏み出したら、それがほかにつながることもあります。

私の環境は変わっていませんが、心穏やかに過ごせています。幸せも不幸せも自分の気持ち次第なのだと思います。

CASE 5

仕事が治療をやめる踏ん切りに

子どもたちの思いがけない
言葉に救われて。
子どもの人生に接し、
英語を通して国際人を
育てたい。

松永裕子さん（50歳・英語教師・神奈川県）

治療歴など

会社員だった25歳のとき、同年齢の夫と結婚。専業主婦を経て、子ども英会話講師として勤務。27歳で不妊治療を開始。子宮内膜症と子宮筋腫が見つかり28歳で子宮筋腫核摘出手術を受ける。その後、体外受精にトライ。36歳のとき、7回目の体外受精で治療を終了。

＊25歳で結婚。子宮筋腫の手術後、やっと体外受精へ

幼い子どもって、ときどきこちらがハッとするようなことを言うんです。キラキラ輝いて、計り知れない可能性をもっている。もしも私たち夫婦に子どもがいたら、1人か、せいぜい2人。それはかなわなかったけれど、私は仕事でたくさんの子どもに出会い、彼らの人生にかかわることができる。それがうれしいんですよね。

25歳のとき、大学時代から付き合っていた主人と結婚。生理が重くなり、病院を受診すると子宮内膜症と子宮筋腫がわかり、妊娠はむずかしいとのことで子宮筋腫核摘出手術を受けました。その後、大学病院に転院。体外受精を受けるには腹腔鏡検査が必要で、転院から体外受精までに1年近くかかり、もどかしい思いをしました。ただ、その間にインターネットで不妊治療中の仲間と交流し、治療への不安は和らぎました。

＊「5回まで」と決めた体外受精

体外受精は「5回まで」と決めました。注射や薬代も含めて1回の費用は約30万円、ボ

ーナスを充てながら貯金を取り崩し、治療は年に2回のペースで5回が限度です。

1回目と2回目の体外受精は、判定日の前に生理が来てしまい、3回目は「すごくいい受精卵」と言われて期待が高まったものの撃沈。期待しては裏切られてどん底に落ちる、まるでジェットコースターのような感情。「子宮があるから期待してしまうんだ！」とその場にあったボールペンをお腹に刺そうとしたことも。主人が止めてくれましたが、もしも刃物だったら……と思うとゾッとしました。それほど追い込まれていたのです。

彼は「やめたくなったらやめればいい。無理して治療しなくていいからね。君といっしょにいたいから結婚したんだよ。子どもがほしくて結婚したわけじゃないよ」と言ってくれ、私は徐々に落ち着きを取り戻しました。

4回目の体外受精は、受精したものの分割しなくて、胚移植はキャンセル。5回目も判定日の前に生理が来ました。

当初の予定を変更して、34歳で受けた6回目の体外受精は、胚移植後の黄体ホルモン補充の注射を通常の2倍量打ち、初めて判定日を迎えることができました。達成感を感じ、陰性判定にも「やるだけやってダメならしょうがない」と思えたのです。

実はこの後、7回目の体外受精も受けました。胚盤胞という、当時新しい培養法にトライして、途中で分割速度が落ちたものの、なんとか胚移植ができました。判定日も迎え、目標をすべてクリアして「やった！」という気分。結果はダメでしたが、やるだけやって満足しました。この先、新しい治療法があったとしても「ずるずると治療に振り回されるのはイヤ、自分らしくいたい」と強く思いました。私の治療は、ここで本当に終わりました。

＊子どもを授かるための治療が、あきらめるための治療に

今思えば、子どもを授かるための不妊治療が、私には子どもをあきらめるためのステップでした。治療がうまくいかない繰り返しの中で、夫婦2人で生きていく心構えが徐々にできたのだと思います。これだけやってもダメなのは、「別の道を行きなさい、と神様が言っているのかも」……そう思ったんです。主人は趣味人で、「子どもがいなくても趣味を大事に暮らしていけばいい」と思ったようです。

その頃は結婚7〜8年目、大学の恩師のお祝いがあり、子どもについて聞かれて「まだなんです」と答えたら、「いいですね〜、いつまでも新婚さんで」と笑顔で、本当にうらやましそうに言われたのです。その言葉が私の心にストンと落ちてきました。「そうか、

新婚のままでいていいんだ」と。

卵管周囲の癒着が激しく、卵管の機能不全に陥っていた私は、自然妊娠することはありません。「もし妊娠したら……」という心配がなく、4回目の体外受精以降は、心おきなく遊びました。夫婦で温泉に行ったり、犬を飼ったり。そうして好きなことをするうちに、だんだんと治療以外のことに気持ちが向いていったのです。

＊自分の気持ちを大事にすれば、自ずと道は見えてくる

職場では、保護者から「先生のお子さんは、こんなにやんちゃじゃないでしょう？」なんてきかれることもありましたが、気まずかったのは3回目の体外受精の頃まで。その後は「子どもはいないんですよ」と単なる事実として言えるようになりました。

治療を終えてしばらくしてから、時間給から契約社員に変わりました。すると仕事の幅が広がり、キャリアを重ねたことで求められる仕事が増え、現在は講師へのアドバイザー的な仕事も担当しています。私にとって仕事は、自分自身でいられる場。もしも仕事をしていなかったら、治療をやめる踏ん切りがつかなかったかもしれません。

また、治療中に子どもの言葉に救われたことが何度もあります。「先生、結婚してるの？　子どもはいるの？」「残念ながらいないんだよ」「先生、赤ちゃんできるといいね。でも、そうなったら先生をやめちゃうんでしょ。それはいやだな〜」。最後の言葉がうれしくて、思わず涙が出そうになりました。

「受験塾に行くので英会話をやめるようにママに言われたの。やめたくない！」と泣いて相談に来てくれ中2の女の子もいました。彼女は今、留学コーディネーターとして活躍しています。

先日はある男の子から、「俺の人生で親の次にかかわってくれた大人は先生だ」と言われました。胸が詰まって、「あなたの結婚式には呼びなさいよ」と言うのが精いっぱい。

今の夢は国際人を育てること。英語をコミュニケーションツールの1つとして、子どもたちが世界に目を向けてくれるといいな、と思います。

治療のやめどきで悩んでいる人に伝えたいのは、「あるがまま、自分の心に正直に」。そうすれば、自ずと道は見えてくるもの。治療中は視野が狭くなりがちですが、世界は広くて、いろんな選択肢がある。人生の岐路で全力で考えて選んだ道は、きっと正しいはず。迷いが生じたら、立ち止まって再び考えればいいのですから。

CASE 6

37歳から46歳までの治療

妊娠するためから、やがて納得を求める治療に。2人で生きていくことを選ぶための9年間でした。

鈴木みゆきさん（仮名・50歳・パート・東京都）

治療歴など

公務員だった34歳のとき、38歳の会社員の夫と結婚。37歳で産婦人科を受診、タイミング法、人工授精7回を受ける。40歳で転院し、顕微授精を開始。44歳で転院。46歳のとき、4回目の顕微授精で治療を終了。

＊退職、転院。気がついたら40歳になっていた

結婚にさほど憧れもなく、仕事重視だった34歳のとき、縁があって結婚できたので、それだけで十分。母が私を38歳で産んでいるので、もし子どもができるのなら、その年齢で1人ぐらい産めればいいなあ、と思っていました。

職場では「4月から産休に入りたいから」と、計画妊娠・出産をする人が多く、ほとんどがそのとおりに産休をとっていました。だから、タイミングを合わせれば簡単に妊娠できるものだと思い込んでいたのです。なかなか妊娠しないので焦り始め、37歳で産婦人科を受診。タイミング法を始めた頃、転勤に。新しい職場はとても忙しく、この状況から逃れるために、「妊娠して産休をとりたい！」と願う日々。しかしそうはならず、仕事にほとほと疲れて、治療開始から1年後、退職することに。

「ストレスが減ったから、あっという間に妊娠するだろう」という思いとはうらはら、人工授精にステップアップしても妊娠しません。生理が来ては落ち込み、数カ月間通院を休んで、また病院へ行く……そんなペースで治療していました。

仕事を辞めて時間ができたのでスポーツクラブに入会し、インターネットで友だちにな

った人たちとランチでおしゃべり。マイペースで過ごしていたものの、入浴中やヨガをしているときなど、ふと気が抜けたときに、子どもができない悲しさに襲われました。

やがて40歳。医師からは「40歳までには体外受精を」と言われていましたが、私は「40歳までには妊娠しているだろう」と思っていました。ここで治療をやめるか高度医療を受けるか、迷った末に高度医療を選択。「子どもがいたらいいなあ」という気持ちと、「治療をしていれば、そのうち妊娠できるのでは」という思いからです。

顕微授精にトライして無事に採卵でき、受精して、胚移植も順調に進んだけれど、判定は陰性。2回目と3回目は、採卵する前に排卵してしまい、治療がキャンセルに。クリニックへの不信感がつのり、転院を考えます。

そんな折、父の具合が悪くなり、治療を休止。やがて、父が亡くなり、再び治療と向き合うことになったのです。

＊46歳、転院先で最後の治療。真っ白なこの道はどこに続くの？

最後の治療は46歳。転院先の治療で、卵が1個とれて、子宮に戻しました。44歳頃から生理が不順になり、自分の老化を感じていて、「これで最後」と覚悟しました。何かの間違いで奇跡が起こるかも……あきらめが9割、期待が1割のラストチャレンジです。

どこかでけじめをつけて「これで終わり」にしなければ……。いつしか治療は妊娠するためではなく、妊娠できないことを自分に納得させるためのものになっていました。

そして判定日。結果は陰性。奇跡は起こりませんでした。つらかったけど、スッキリした気持ちも大きく、思ったほど動揺はしませんでした。

クリニックを出て、隣の駅まで歩きました。真っ直ぐに続く道を眺めながら、まるで私の人生のように思えて涙がこぼれました。これからどうなるんだろう？　道は開けているけれど、どこに行くのかわからない。もう「子どものいる人生」には続いていない、真っ白な道。そう、真っ暗闇ではない。この道を歩いて、生きていくんだ。

途中にあった焼き肉屋さんに入り、ランチを頼み、生ビールを奮発しました。通院帰りのご褒美ランチも、これが最後。ビールがいつもより、喉にしみた気がしました。

✱治療は夫婦2人で生きていく準備期間だった

治療をやめて、さてどうしようと思っていたとき、パートの話があり、引き受けることにしました。スポーツクラブ、友人とのランチ会、野球観戦、バンド活動、野生動物保護基金団体での活動、コンサート、昔からの仲間とのカラオケ……好きなことは、ずっと続けています。子どもがいる・いないを気にしない仲間に囲まれて、けっこう忙しい毎日です。もともと趣味などが多かったので、治療中心の生活にならず、結果的によかったと思います。

「いっしょにご飯を食べると本当においしいね」と毎日言ってくれる主人。治療中は「無理はしないで。頑張りすぎなくていいからね」という彼の言葉が支えになりました。

治療をした9年間、夫婦2人で生きていくことを選ぶために必要な時間だったのかな、と今は思います。

Column　夫からのメッセージ その１

不妊治療を体験した男性の言葉を紹介します。

Q 今の自分が、
治療まっ最中の妻に
言葉をかけてあげるとしたら？

人生に「確約」という文字はない。（40代、治療中は30代）

ぼちぼち頑張れ、**ゆるゆると進めばよい。**（50代、治療中は30～40代）

大変だけれど、一緒に頑張ろうねっ！（40代、治療中は30代）

人生、２人でも十分幸せを感じられる。
子を持たないからといって不幸になるわけじゃない。（40代、治療中は30～40代）

Q 不妊治療とは、
あなたにとって？

日常生活とは異なる妻との共同作業。（40代）

それなりの貴重な体験です。
その後の人生にも、大きく影響をもたらしているから。（50代）

ネガティブには、身体的負担・精神的負担・経済的負担。
ポジティブには、治療期間中、夫婦の対話によって、
より相手を深く感じられるようになった。（40代）

CASE 7

流産、死産で得た夫婦の絆

ずっと考えてきた
養子という選択。
子育てをするために、
夫婦でとことん話し合う。

池田麻里奈さん（40歳・不妊カウンセラー・東京都）

治療歴など

28歳で結婚、当時は出版社に勤務。夫は2歳年上。30歳から治療を始め、人工授精6回の後、体外受精へ。流産2回。36歳のとき、妊娠24週で死産。現在はマイペースに治療中。これまでの経験を生かし、不妊・流産・死産・養子縁組の相談を受けつける「コウノトリこころの相談室」を開く。

＊30歳から始めた不妊治療、流産・死産を経験して

28歳で結婚、30歳で病院を訪ねました。その日から休みながら10年間、治療を続けてきました。治療を始めた当初は出版社に勤め、多忙な合間をぬって治療をしたものの、両立は無理と退職しました。

養子縁組も考えて、情報を得ようと34歳頃から説明会に通い始めます。私は、第一子は養子を迎えて、治療で第二子を授かってもいいと思ったけれど、夫は「40歳までは我が子を。今は年齢が高い人も治療しているから、そのうちできるだろう」と考えていました。早くしないと子育てのスタートが遅くなるし、友人の子どもたちと年が離れてしまう……焦ったけれど、夫を説得することはできませんでした。

治療をする中で流産を2回経験。不育症の検査をすると、抗リン脂質抗体などの数値に異常が見つかりました。36歳のとき、人工授精で妊娠。妊娠中は朝晩、不育症治療のヘパリン注射をして、今度こそ順調に進むと思った矢先、妊娠24週で死産に。ショックが大きくて何をする気も起こらず、数カ月間、家でただじっとしていました。この頃のことは、あまり記憶にありません。

あきらめようと思ったら、「妊娠」という希望が現れる。でも結局、結果は同じ。これだけ頑張ってもダメなんだ……。不妊治療は努力に結果が伴わないことはわかっていたけれど、本当に関係ないのだと痛感しました。今まで「もう少し頑張ろう」と力を振り絞ってきたけれど、ほんの小さな希望も失った。不育症でも80%は治療しながら出産に至るというけれど、私は20%に入ってしまった。「ここまでやったのだから、これ以上は手の施しようがない。もうがむしゃらに治療をするのはやめよう」と思いました。精いっぱいやったけれど実らなかったことで、つきものが落ちた感じもありました。

＊「40歳まで」と決めた治療の終わり

治療の終わりを「40歳まで」と決めました。そして、ついに今年40歳を迎えました。ずるずると延ばしてしまうと、次は45歳が目標になってしまうかも。でも、私は30歳から10年間治療しているので、たとえいい医師、いい病院、納得できる通院環境であっても、これ以上続けることは無理だと感じています。今は休みたいときは休み、「今回は人工授精に」などと主治医に相談しながら進め、以前のように治療中心の生活ではありません。

治療はさておき、人生の選択肢として、子どもを育てることはしたいのです。「40歳になるまで考えない」と言った夫には、去年、養子縁組に関するイベントに行こうと誘っていました。「次の機会にね」と断られ、1年待った今年、いっしょに行く予定です。

この話題を避けていた私たちにとって大きな一歩です。彼は仕事が順調な上、新しい趣味も増え、人生が楽しいので「今は子どもはいらない」と言います。しかし、10年後に、ふと寂しくなって「あのとき……」となっては困ります。また、後輩の育成や会社が拡大する醍醐味を味わっているので、彼は育てるという欲求を満たしているけれど、私にはそういうものがありません。仕事は好きでしたが治療のために辞めてしまったし、それでは喜びを得られなかった。私は子育てで喜びを感じたいのです。

＊子どもとふれあい、さらに強く思う「子どもを育てる」という選択

死産の後、赤ちゃんを見かけるのが怖くて外に出られませんでした。でも、一生避け続けることはできません。グリーフケアを受けて外出を始め、何かしようと考えたとき、乳児院の現実を知りたいと思いました。そこでボランティアに参加し、たくさんの子を抱っ

こして「赤ちゃんは一人ひとり、顔が違うんだあ」とあらためて感じました。事情があって親とは暮らせない、でも親が親権を離さないので里親のところに行くのもむずかしい。小さいときから親に代わる人が家庭で愛情を注ぐことができたら……そう思わずにはいられません。

このほかに現在は、18歳以下の子を対象とした電話相談、そして児童養護施設の子どもたちを集めてサロンを開催する団体のメンバーとして活動しています。

＊夫婦の人生は半分こ。夫とは、とことん話し合う夫婦でいたい

自分に子どもがいなくても子どもと接することができるとわかり、こうしたかかわり方でもいいと思った時期もありました。でも、彼らとかかわれるのは、彼らが困ったときだけ。そうではなく、日常をいっしょに過ごしたいと思うようになったのです。入学式や卒業式、就職、結婚……日常のその子のイベントに寄り添いたい。また、毎日健康的な食事を作って、食の大切さをちゃんと伝えながら、いっしょに食事をする――そんな毎日の積み重ねをともにしたい。人生をいっしょに生きたいのです。

「ゼロから自分で子どもを育てられたらなあ」という思いが日に日に強くなります。育児に関する研修や講演にも参加し、「子どもっておもしろい！」と感じ、周りに相談できるネットワークも広がりました。以前はそれで満足だったけれど、今は何かが欠けている感じです。そう、子どもだけが不在なのです。

死産や流産について相談できる場は少なく、少しでも情報提供できればと思い、相談室を開設しました。所属団体を通じたカウンセリングと個人でも相談を受け付けています。また将来的には、乳児院で育つ家庭に恵まれない赤ちゃんと、子どもを望む夫婦をつなぐ活動をしたいと考えています。

40歳になった今、保留にしてきたことに結論を出すとき。養子のことを夫婦でこれからちゃんと話し合います。夫婦の人生は半分こ。お互いの気持ちを隠さず、とことん話し合う夫婦でいたいですから。

CASE 8

海外での治療と家族会議

今後について夫婦で
話し合い、見えてきた光景。
それは、まさに今の私たちの
姿だったんです。

渡邊紫乃さん（50歳・会社員・香港）

治療歴など

38歳で結婚。当時はフルタイムの会社員。夫は34歳の会社員。40歳で治療開始。41歳のとき、1回目の体外受精で妊娠するも8週で流産。その後もトライするが陰性（採卵8回）。43歳のとき、NYでの3回目の体外受精で治療を終了。

✱国際結婚の私たち、転院先はNY

私が38歳のとき、仕事で知り合った4歳年下のオーストラリア人の夫と結婚。40歳になって、都内のクリニックに通い始めました。当初から高度な治療（ART）を考えていて、ひと通り検査をした後、精子の運動率があまりよくなかったこともあり、顕微授精に進みました。1回目のトライでうれしいことに妊娠、心拍も確認できました。しかし、8週で流産。体を休めて3カ月後に治療を再開しました。

治療を続けるかどうか迷ったのは、1年たった頃。自分の年齢を考えたら治療は短期集中だと思っていたのです。主治医から「現在は、今の治療のほかには治療法はない」というようなことを言われて、「では、転院はどうですか？」ときくと、「それも1つの方法かもしれませんね」とのこと。それで、また迷いが生まれました。

それでも治療を続けた理由は、まだ1つのクリニックにしか通院していなかったこと、最初に妊娠したので妊娠の望みがあると思ったこと、「今やめたら後悔する」と感じたこと、家を建設中で子ども部屋を設計したこと……などなど。

そして、私たちが転院先に選んだのはニューヨークのクリニックでした。「今後、何年も治療を続けられないなら妊娠率が高く、評判のよいところで治療を受けよう」と夫が言ったのです。ドクターと直接、英語で話すことができるので、自分で質問しやすい点も考えたのでしょう。

NYでの治療は、日本と違い驚きの連続でしたが、初診でドクターと1時間強も話して知りたいことをきけ、「後でメールをくださってもけっこうですよ」という体制に満足しました。採卵から移植までの1~2週間渡米する治療を、3回行ないました。

✱この先の治療がないなら一刻も早くここから抜け出したい！

やめどきを意識したのは、NYでの3回目の治療でした。排卵誘発剤の注射をたくさん打っても、大きく育つ卵子が極端に少なく、採卵当日にドクターから「どうしますか？」ときかれて、「わずかでも可能性があるなら採卵してください」と答えた私。2個採卵できたものの、とても受精に回せる状態ではなく、「ああ、もうダメなのかあ」と初めて頭をよぎりました。それまで、いい結果ではなかったとしても、「まだ治療をやめられない」という気持ちだったのです。

ドクターとの面談を終え、待合室の椅子に座ったら涙がどっとあふれて、号泣。人がいたけれど勢いは止まりません。夫はすでに帰国していて、私はひとりでした。この先の治療ができないならNYにいる理由がない。とにかく一刻も早く抜け出したくて、1週間あった滞在期間を短縮、翌日の早い便の飛行機にすぐに変更しました。

「日本に帰って仕事がしたい」

希望を失ったそのときに、真っ先に浮かんだのは仕事のことでした。私にとって働くのは当たり前のことであり、とても大事なこと。当時は治療に専念しようと退職して、治療のために仕事を犠牲にしたという思いが強かったのでしょう。そして、仕事をしていればたぶん、治療のことも子どものことも忘れられる、と。

帰国して、すぐに仕事を探し、ほどなくパートタイムの仕事に就きました。

＊区切りをつけるために話し合いを

「治療はどうするの？　続けるのかやめるのか、ちゃんと区切りをつけなきゃダメだよ。2人で話し合って決めよう」

帰国後、夫は何度もそう言ってきました。私は治療のことを考えずに仕事をしたくて、「そっとしておいて」と伝えました。でも「今後どうするかによっては、自分のキャリアの方向性なども考えたいんだ。治療よりも長いスパンで人生計画を立てることが必要だよ。夫婦で話し合わなきゃ」と。でも「先を見れば治療をやめることになるんだろうなあ」と予感した私は、話し合いを避け続けました。「朝起きたらベッドに赤ちゃんがいた、なんていうのが一番いいなあ」と夢想したりして……。

やがて夫に根負けして、話し合いがスタート。まずはNYの主治医に私たちの質問をメールしました。「私のような治療歴の42歳女性のデータはあるか？　どんな治療法が残されているのか？　卵子提供などで子どもをもてる可能性は？　できるだけ多くの選択肢がほしい」と医学面からのアドバイスを求めました。そこで主治医から「自分の卵子を使うなら、治療するのも自然に任せるのも同じ可能性」とはっきり言われました。「卵子提供を受けるなら、出産を考えると早いほうがいい」との返事。一つひとつの可能性について夫と話しました。

＊家族ミーティングで見えてきた未来の姿は？

この家族会議は「○月○日、何時から1時間」と予定を決め、まるで仕事のミーティングのよう。3カ月ほど続いたでしょうか。最初は治療の話が中心でしたが、次第に「これから私たちはどう生きていくのか」という内容に変わっていったのです。「とにかく自分たちが幸せであればいい。幸せの価値は人によって違う。たとえ子どもがいても、奥さんが幸せじゃなかったら僕は幸せじゃないよ」という夫の言葉にハッとしました。「え？　だったら、子どもがいなくても幸せなほうがいい。そうだ、私は今だって、ちっとも不幸じゃない」と気がついたのです。

「もし、子どもがいなくて2人で生きていくなら、僕は55歳でリタイアしたい。2人で旅行したり、毎日を楽しもうよ。焼き鳥屋を開いてもいいじゃない！」って。焼き鳥好きの彼らしい提案に笑いました。それは冗談としても、「そうね、それもいいかな」と徐々に私の意識も変わっていったんです。

時間をかけて彼と話しながら、将来の姿をイメージしていきました。これから子どもが生まれたら、その子が成人する頃に、私はすでに60歳。育児には体力も必要だし、私にできるのかな？　一方、夫婦２人で生きていく姿も想像してみました。

はっきりとイメージできたのは「夫婦２人」の姿です。「ああ、きっとこれが未来の私たちなんだろうなあ、じゃあそうしよう」と。ここで、私たちの不妊治療は本当の意味で終わりを迎えました。ＮＹから帰国して１年後のことです。

ちなみに、そのときイメージしたのは、夫婦でゴルフや旅行を楽しんでいる姿。まったく意識していなかったけれど、それは今の私たちがやっていることです。

＊「治療中も今も、ずっと幸せだよ」という夫の言葉

話し合いが終わってすぐの日曜日、夫が「今からブリーダーさんのところに行くよ」と半ば強制的に私を連れ出しました。治療中は見合わせていたけれど、「いつか犬を飼いたいね」と話していたんです。その日、出会った犬に「あ、この子は私たちの子だ！」と直感。１週間後に我が家にやって来ました。すると、部屋を駆け回る、おしっこはする……愛犬中心の生活に一変。あれこれ考える暇はなく、一気に我が家が賑やかになりました。今では愛犬は、私たちにとって息子のような存在です。

ところで、話し合いの日々のことを夫にきいたら……「ずっと幸せだったよ」と彼。意外でした。私の年齢に加え、彼にも原因があったので、治療することで彼も傷ついたと思っていたのです。あらためて振り返ると、過去のことよりも「これからどうするか」を話し合ったことで、私の考えや気持ちが整理されて、「もう治療はしない」と決めることができたのです。もしそのままだったら、今でも治療への未練を抱えていたかも。話し合ったことは結果的によかったので、夫に感謝しています。

1年前から、夫の転勤のため香港で暮らしています。もちろん愛犬もいっしょです。環境は変わっても、私は仕事を続けていて、担当が人事からコンプライアンスに変わり、達成感も大きくなっています。

治療に限らず、夫婦で話すことは大事だと思います。その上で、どうするのか、決めるのは自分。私は1年間かかったけれど、必要な時間だったと今は思います。

CASE 9

夫婦の治療への温度差

治療に対する夫との温度差に悩んだ日々。不妊体験で感じた命について次世代に伝えたい。

春木レラさん（44歳・主婦・長野県）

治療歴など

神奈川県で看護師として勤務、33歳で結婚。夫は37歳の会社員。流産から1年後、35歳で治療開始。タイミング法、人工授精を経て、37歳で体外受精を開始。婦人科の病気治療のため不妊治療を1年間休む。39歳のとき、夫の実家がある長野県に転勤。都内のクリニックに通院し、41歳で治療終了。

＊生活環境の変化で、子どもに対する夫婦の思いがやっと一致した

33歳で結婚し、すぐに妊娠したものの流産に。高年齢での妊娠・出産のリスクを考え、早く子どもがほしいと思うようになりました。1年が過ぎ、病院を受診。「一度妊娠しているからタイミングが合えば妊娠するだろう」と思っていたら、半年たっても妊娠しません。医師から人工授精を勧められましたが、主人は「なるべく自然がいい」という考えで、私との思いにズレが生まれました。「不妊治療は夫婦でするもの、私だけ先走ってもいけない」とタイミング法を続けました。その後、人工授精に進んだものの半年間妊娠せず、体外受精は彼の同意が得られず、治療を休むことに。

半年後、37歳で体外受精にトライ。38歳のときに婦人科の病気が見つかり、その治療のため不妊治療は1年間休むことになりました。夫婦の気持ちの温度差で治療を休むことが多かったのに、さらに治療がのびることで焦りを感じ始めたのも、この頃かもしれません。

私が39歳のとき、主人の実家がある長野県に転勤すると、帰宅時間が早くなり、心にゆとりも生まれたようです。友人や同僚のほとんどに子どもがいて、主人の会話に子どもの話題が増え、2人の甥っ子に会えば「おじちゃ〜ん」と彼の膝の上に乗ってきます。子ど

もと遊ぶ時間が増えて、主人も子どもがほしいと思うようになったようです。治療に対して、やっと夫婦の足並みが揃い、うれしくなりました。私の年齢を考えて、少しでも妊娠の確率の高い施設にしようと都内の不妊専門クリニックに通うことに。

ところが、私は婦人科の病気治療の影響で、不妊治療が肉体的につらかったのです。特に胚移植のときにカテーテルが入りにくく、いつも手に汗をかくほど緊張しました。麻酔をしてもらえず、かなりの痛みに耐え、でももう限界と、6回採卵（胚移植4回）したところで転院することに。転院先は「あなたに合わせた治療をします。今回ダメだったら次は治療内容を見直し、同じことはしません」という治療方針。治療は40歳くらいまでと考えていましたが、このクリニックに出合ったことで「もう少し治療を続けよう」と思いました。

41歳を目前にして転院し、1回目の体外受精はマイナス判定。2回目の採卵の翌日、クリニックに受精確認の電話をすると「受精はしたが分割しなかった」の返事。え？ どういうこと!? 頭の中のラインがプチッと切れた感覚で、その後の会話は覚えていません。主人に伝えたら、彼が「ごめんね」と言うので、「どうして謝るの」と私がつぶやくと、ただ「ごめんね」とだけ言うのです。きっとどんな言葉をかければいいのか、思いつかなかったのでしょう。治療で大変な思いをするのはいつも私で、自分が何もできないことを謝っていたのかもしれません。それが彼なりの優しさなのだと思います。

また体外受精に向けて通院する気持ちにはなれませんでした。年齢的には治療をしないとむずかしいとわかっているし、決して子どもをあきらめたわけじゃない。確率は低いけれど、自然妊娠の可能性がまったくないわけではない……。

主人に「あと1回だけ頑張ってみようよ」と言われましたが、「申し訳ないけどもう病院には行けない。子どもを完全にあきらめられないけど治療は無理」と正直に言いました。今できるのは自分たちでタイミングを計ること……そこでなんとか折り合いをつけました。

✱震災のボランティアで広がった地域とのつながり

話は少し戻りますが、41歳になる年の2011年3月、東日本大震災が起こり、地元でボランティア登録をすると、現地訪問の機会を得ました。3月27日、被災地に立ってその光景を目の当たりにすると、長野に戻ってからもじっとしていられません。以来、何度か現地を訪ね、今は被災地を支援するプロジェクトで活動しています。ボランティア活動の中で、いろんな人に出会いました。子どもがいないと地域とのかかわりが限定されがちですが、年齢や職業もさまざまな方々との交流で、人間関係と私の視野が広がっていきました。

そんなふうに忙しくしていたら、気づいたら治療のことを考える時間が少なくなって、「ああ、治療のことばかり考えなくていいんだ」と思いました。この年の秋、前述の最後の治療をして以来、病院には行っていません。もしも時間があったら、自分の意に反して、もう1度治療したかも……。子どもがいない寂しさはありますが、通院しなくなって肩の荷が下りた感じもあります。「治療を卒業した」とは、いまだに言えないのですが、わざわざそう宣言しなくてもいいのかな、と思います。

＊私の中に命がある——複雑な思いを経た今、伝えたいこと

不妊体験は、命について考える機会でもありました。私は看護師のせいか、胎のうができてはじめて命が誕生するという感覚で、受精卵を命と考える感覚がありませんでした。

ところが、胚移植後に行った鍼灸院の先生が私のお腹を触って「赤ちゃん、いるね」と

言ったとき、「ああ今、自分の体の中に命があるんだ」と初めて意識したのです。このとき、受精卵を命として見てくれたことへの感謝、今まで自分が命と考えてこなかったことへの申し訳なさ、初めて妊娠したときの喜びを思い出して「この命が続いてほしい」と願ったこと、またダメだったらどうしよう……など、複雑な思いが涙とともにあふれ出しました。

不妊を経験して、妊娠・出産は当たり前ではないこと、医療の力を借りても授からないことや流産もあること……これらを知っておくのはライフプランを考える上で大事だから、若い人に伝えたいと思うようになりました。悩みに直面したとき、知っていれば解決へのアプローチのし方も違ってくるはず。やりたいことが、また1つ増えました。

すると、新聞社主催の子どもを対象とした「いのちのスクール」に参加したのが縁で、最終回の講座で話をする機会をいただきました。当日は小学生から大学生が参加して、体験談もまじえた私の話に耳を傾けてくれました。

アンテナを張っていると、不思議と出会うべき人に出会ったり、やりたいことが向こうからやって来ます。出会いに感謝して、これからも自分を信じて歩みたいです。そして、不妊治療をしたからこそ真剣に夫と向き合い、深く話し、関係を築くことができました。休日に2人でソファに並んでテレビを見る、そんな時間が今はとても愛しいのです。

CASE 10

32歳で治療を中止、研究職に

海外で暮らしたことが
不妊治療と今後の生き方を
見直すきっかけに。

山瀬あかりさん（仮名・53歳・研究職／大学講師・アメリカ）

治療歴など

24歳で、31歳の夫と結婚。夫婦ともにコンピュータ関係の会社に勤務。27歳のとき、2度の流産をきっかけに通院開始。夫の海外勤務の期間は治療を中断する生活を何度か繰り返す。32歳のとき、海外転勤のため治療を中止。34歳のとき大学に編入。37歳で大学院へ。その後、研究職に就く。

＊夫の米国転勤で治療を中断。夫婦で違う治療の考え方

先日、中学生の男の子と2人で映画を見に行きました。私の友人の息子で、赤ちゃんのときから預かったり、いっしょに水族館やスキーに行ったりしています。ほかにも階下に住んでいて、幼い頃から付き合いのあった女の子とは、私が修士・博士号取得の勉強をしていたときと彼女の受験が重なって、いっしょに勉強しました。幼い頃は「おばちゃん」と呼ばれたのが、「あかりちゃん」になり、最近では「あかりさん」と言われます。憧れていた「〇〇ちゃんのママ」と呼ばれることはなかったけれど、今は一対一の人間として付き合える感覚を心地よく感じます。親とは違う立場で彼らの成長にかかわっていられるのはうれしいですね。

現在、私は米国で暮らし、大学で研究をしています。年に数回帰国して、大学と看護学校の教壇に立ちます。でも、本当にやってみたかったのはフルタイムのママでした。24歳で結婚し、2回の流産を機に27歳で通院を開始。主人は親戚や友人の子をかわいがっていたので、きっといいお父さんになるだろうと思っていました。

30歳のときに主人の米国転勤があり、1年ほど滞在しては数カ年間帰国するというパタ

ーンを数年間繰り返しました。米国にいる期間は治療を休み、日本から送ってもらった漢方薬で体を整えました。日本に戻ると、その都度、就職したり、派遣で働いたりしましたが、不妊治療も受けました。夫が体に負担の多い治療はしないという考えで、体外受精はしていません。私は体外受精をしてでも子どもがほしかったので、ここは夫婦で意見が分かれたところです。

✱治療でギクシャクする夫婦関係。キャリアは？　子どもは？

帰国時に治療に集中すると、夫婦仲がギクシャクしました。「タイミングの日」というときに、彼はお酒を飲んで友人を家に連れて来ることも。義母も私の両親も「孫は？」と私にだけ言う。彼の転勤で私は仕事を辞め、自分のやりたいことをできず、キャリアも積み重ねられない。流産したときには「体を動かしたのがよくなかったのかも」と子どもの頃から習っていたバレエもやめました。後から結婚した友人はすぐに子どもができて、私だけ置いてけぼり……。

この頃は先が見えないのがつらかったし、排卵誘発剤の影響か、体調もよくありませんでした。3カ所の病院へ行き、最後のところでは医師に「夫婦の相性が悪い。相手を変えればできるかもしれない」と言われました。その言葉にショックを受け、もう何もかもいやになって、「いっそ別れてしまえばラクになる……」と離婚も頭をよぎりました。旅行など好きなことをする気分になれず、治療に振り回されていました。

ところが、米国で暮らすと治療から解放されるので体調がよくなるのです。そういう自分だと夫の態度も違います。でも「キャリアもなく、治療はどうするの？　日本に帰ったらどうなるの？」という不安は常に抱えていました。

私が32歳のとき、夫の長期米国勤務が決まりました。治療は一旦中止。結果としては、そのまま治療を再開しませんでした。

＊「子どもがいなくても人生は楽しいよ」の言葉が新しい視点に

米国では「お子さんは？」ときかれて「いない」と答えれば、その先いろいろと質問されることはありません。そのかわり、「あなたは何をする人なの？」と問われます。「何もしない人ではいたくない」、そう思って、自分に問いかけ、出てきた答えは「大学に戻ろう」。

日本の大学に編入して、米国の家族史の勉強を始めました。生殖医療で生まれた家族について研究をしたのは、かつて「相手を変えれば……」と言われたことから、「そうした社会の認識を変えたい」という思いもありました。

35歳になる直前、他の不妊の人はどうしているかと気になり、不妊当事者の団体「フィンレージの会」に行きました。当時会員は全国に約1300名。不妊当事者同士が語り合う井戸端会議に出たときに、参加者の1人から「子どもがいなくても人生楽しいよ」と言われました。あれ、そうなんだ。私にはそれが新しい視点に感じて、素直に「治療をやめよう」と思いました。そして、10年ぶりにバレエを再開しました。

＊子どもがいない、こんな人生もある

この会の活動をきっかけに、海外にも当事者支援の団体があり、縁があってそれらをネットワークする i C S i（International Consumer Support for Infertility ＝国際不妊患者団体連合）のスタッフになりました。自分が子どもを望んでもパートナーが望まないので悩んでいる人、一夫多妻の国で第一夫人でありながら子どもを授からない人……世界に

はいろんなケースがあるのを知り、私の考えが変わっていきました。「無理に治療に戻ることはない」と思えるようになったものの、37歳の頃には「このままやめていいの?」、39歳では「今が最後のチャンスかも」と悩みました。「もういいや」と思えたのは40歳のとき。もっと早く振っ切ってもよかったのに、と今は思います。早く方向転換すれば、そのぶん、仕事に情熱を注ぐこともできたはず。思い立つのが遅かったけど、私には必要な時間だったのかもしれません。

夫に、後になって聞いたら「別に夫婦2人でもいいと思っていた。君が治療したがっていたから」と。ええ⁉ あんなに悩んだ日々はなんだったんだろう……。結果的に不妊の悩みは、夫婦の関係を深める上ではよかったかもしれませんが。

現在、授業で若い人と接していますが、子どもができなかったことも話します。もしも将来、彼らが不妊に悩んだときに「子どもがいない、こんな人生もある」と思い出して、「子どもができなくても悲観することはないんだ」と伝わったらいいなと思います。

CASE 11

「自然に任せよう」夫婦の結論

不妊期間が人生の
ブランクにならないように。
キャリアカウンセラーとして
当事者をサポート。

中辻尚子さん（44歳・行政機関専門員・神奈川県）

治療歴など

27歳で結婚、夫は29歳の会社員。33歳で治療開始、当時は団体職員。36歳のとき流産を機に治療を中止。37歳で治療を終了。米国CCE.認定GCDF-Japanキャリアカウンセラー、NPO法人女性の健康とメノポーズ協会認定女性の健康推進員など。自分らしい生き方を支援するHP「ハチドリキャリア」を開設。

＊自分らしくいきいきと働く姿を子どもに見せたい

結婚したのは27歳、実家のある関西から夫の住む横浜に転居し、再就職。残業続きで忙しかったけれど、仕事は楽しく、やりがいを感じました。出産後も仕事を続け、自分らしく働く姿を子どもに見せたいと、ずっと思っていました。通勤に片道1時間半かかったため、出産後も仕事を続けるには環境を整えようと引っ越しました。

なかなか妊娠しなくて病院を訪ねたのは33歳のとき。夫婦とも検査で問題は見つからず、タイミング法を何度かしたのち本格的な治療に入りました。職場に迷惑がかからないように治療計画を提出、排卵誘発剤の注射は通院先のクリニックとは別のところにお願いして、仕事帰りの夜10時に打ってもらうなど、働き続けるためにできることを工夫していましたが、治療との両立はなかなかむずかしいものでした。

治療で子宮のポリープ切除が決まり、休むことを上司に告げたら、「この時期に休むの？」と感情的に返され、今まで保っていた気持ちが限界に。仕事は好きでやりがいもあり、職場の期待に応えたいと頑張ってきたけれど、妊娠・出産はタイムリミットがある。簡単には答えが出ない選択肢でしたが、退職することにしました。

それから1年後、36歳のとき、妊娠。心拍が確認できたうれしさから一転、流産に。このときのことは、今思い出してもつらいです。処置の帰途、電車内で気分が悪くなり、最寄りの駅で休ませていただきながら、なんとか帰宅しました。その日は夫の帰宅が遅く、帰ってもひとり。流産は誰にでも起こりえるとわかっていても、これほどつらいこととは想像できませんでした。そして、またあの治療を、何本も注射を打って採卵する……それを繰り返すのかと思うと気持ちが重くなりました。

「治療しなくては」と思う気持ちと、再開することのつらさ。そのどちらの気持ちも本当で、答えが出ない状態が続きました。夫は「妊娠の可能性があるから、まだ通院してほしい」と思っていました。

＊夫婦で受けたカウンセリングで認識の違いがわかった

それから2カ月たっても、私は体に力が入らず、何をするにも気力が起こらず、ただただベッドで眠っていました。夫が帰宅して、新聞受けに朝刊と夕刊があるのを見て、私が一歩も外に出ていないことを知ることもしばしばでした。

2人の治療に関する考えを共有できなくなってきたため、生殖心理カウンセラーのカウンセリングを受けることに。その中で、これまでの治療経過に対する認識の違いも明らかになってきました。私にとって「妊娠できない、流産した」という、しんどくて手ひどい「失敗」のイメージの治療が、彼には「今は子どもを授かるという長いプロジェクトの途中。子どもがいてこその家族だから、そのアクションとして不妊治療を選ぶ」という認識。

何度も話し合ってきたつもりでしたが、お互いの気持ちをしっかり伝えることはむずかしい。カウンセリングを通じて、丁寧に言葉をつむぎ、「異なる気持ち」を共有できた瞬間でした。むしろ認識の違いがわかって、お互いにすっきりしたことを覚えています。

その後、カウンセリングを、お互いの気持ちを整理し、じっくり向き合う場として利用しました。治療だけのことではなく、お互いにとって子どもをもつことの意味を考えたり、2人のコミュニケーションをもっと良くするための方法を考えたりもしました。1年間かかって私たちが出した答えは、「治療をやめる決断も、続ける決断もしない」というもの。やめはしないけれど、積極的な妊活もしないで自然に任せる、ということでした。

長い時間をかけて話し、お互いの気持ちを共有したことは、かけがえのない時間になりました。自宅のリビングで2人きりで話すと、つい感情的になったり、同じ話の繰り返しで先に進めません。もともと夫は気持ちを表現するタイプではありませんが、カウンセリングは専門家による安心して話せる場だから、彼自身の言葉が出てきました。お互いの思いを初めて知り、いっしょに同じ風景を見ることができたのです。

思えば、私はずっと彼と話をしたかったのです。私たちにとって子どもをもつことって？　子どもをもつということは一生にかかわることだからどう考えるの？　そして、治療や流産によって私が傷ついていることをわかってほしかった。「子どもがいなくても、2人でも大丈夫」と言ってほしかった……。意識しないで子どもができたなら、きっと考えないことばかり。私にとって不妊治療は「夫婦とは何か」を考え続けるものでした。

最後に1回だけ治療をしました。体と心に負担の多い体外受精ではなく、人工授精です。これで区切りをつけ、あとは自然に任せることに。決して子どもをあきらめたわけではないのですが、そのために積極的な治療はもうしないという選択です。

＊治療期間を人生のブランクにしないために

治療について夫と向き合った期間は、いわば人生の冬休み。治療を離れてからは、興味をもっていたキャリアカウンセラーの資格を取得したり、再就職するなど、やりたいことに取り組み、自分がどんどん元気になっていくのがわかりました。

「治療の終結」をテーマに講演するとき、「私は治療をすっぱりやめる決断をしたわけではない。やめる決断をすることは、子どもをもつことをあきらめることのように感じてむずかしいですよね」と話します。「○歳まで、○回まで」など終わりを決める人もいれば、なんとなく離れていくこともある。「いつでもいい」と言ってくれる人がいないから、「頑張らなくちゃ」と続けてしまうことも多いと思います。

後悔はしていないけれど、「もしあのまま治療を続けていたら……」と思うことはあります。妊娠・出産できたかどうかはわかりません。ただ、私があのとき、真剣に、命がけといえるほど悩んだことは本物です。また、私たち夫婦は子どもを挟んだ家族関係ではないからこそ、今、夫婦が向かい合って生きていると実感しています。

キャリアカウンセラーとしての私の活動のキーワードは「治療期間を人生のブランクにしないこと」。不妊は長い人生の一部、限られた時間で出合う問題です。仕事と治療の両立だけでなく、自分らしいライフキャリアを考えられる、不妊当事者向けの独自のワークショップを展開し続けたいですね。

CASE 12

34歳で治療を終え、特別養子縁組

治療をして気づいた、
「子どもを育てたい」と。
だから2人の養子を
迎えることができたのです。

中山櫻さん（仮名・48歳・看護師／助産師・埼玉県）

治療歴など

助産師として働いていた25歳のとき、28歳の会社員の夫と結婚。29歳で治療開始。人工授精9回の後、治療に専念するため退職し、体外受精を受ける。32歳のとき、子宮外妊娠で入院・手術。33歳で妊娠、稽留流産に。34歳で治療を終了。35歳で長男を、37歳で長女を特別養子縁組で迎える。

＊子宮外妊娠、流産。治療は同じことの繰り返しに思えて

最近、養子縁組でお世話になった民間団体から「思春期の子の体験談を話してほしい」と言われた長男が「話すことはないよ、養子だからって何も変わらないから」って。いつの間にかこんなことを言うようになったんだ、とちょっとウルッとしました。現在、中学2年生の長男・健太は生後10カ月のとき、小学6年生の長女・綾香は生後3カ月のとき、特別養子縁組で我が家に迎えました。

結婚は25歳のとき、私は産婦人科に勤める助産師でした。自分でタイミングを計ったけれど妊娠する気配がなく、29歳のときに産婦人科を受診。治療に専念するため退職し、3回目の体外受精で妊娠したものの、子宮外妊娠で入院・手術。再び、人工授精で妊娠したのですが、残念ながら流産に。期待が大きかったぶん、精神的にこたえ、夜中に目が覚めては涙があふれて……。1カ月近く泣き暮らしました。

治療は続けたものの、次第に「このまま繰り返していていいのかな?」と思うように。7回目の体外受精で胚盤胞という方法を取り入れたものの結果はマイナス判定。「新しい

ことをしてもダメなのか」と失望し、ますますクリニックから足が遠のき、治療は4〜5カ月に1回、気が向いたらする状態。やめることを意識していたのでしょうね。

「次の治療を最後にしよう」

あるとき、ふっと、まるで空から声が降ってきたように、そんな思いが湧きました。それは、先送りにしていたことを突然思い出した感じ。できるだけ考えずに、ふれずにいたことに、ついに向き合ったのです。

最後となる9回目の体外受精は不思議なほど落ち着いていて、「これが最後。治療の結果はどっちでもいい」と思えました。「残念ながら……」と医師に結果を告げられたとき、「もうこれで病院通いをしなくていいんだ」と妙にすっきりした気分でした。それまでの私は「妊娠すること」が仕事になっていて、「もう治療の結果(=妊娠)を追い求めなくていい」という解放感を感じたのだと思います。

✱「子どもを産みたいの? 育てたいの?」

さあ、これからどうしよう? 仕事に復帰してフルタイムで働こうか? でも、なんだかその姿が想像できないのです。そして、ふと思ったのです。

「私は子どもを産みたかったの？　それとも育てたかったの？」と。

「育てたい！」と、すぐに答えが出ました。調べたら、養子縁組などの相談に乗るNPO法人環の会の説明会があり、夫婦で出かけて面接を受けました。そこでは厳しい質問も受けましたが、親になるのにふさわしい夫婦か見極めるための試練なのだと思いました。ダメかもと思いつつ、研修にも出て、連絡を待つことに。

一方で、児童相談所に行って里親の申し込みもしました。家庭調査や児童福祉審議会による里親の認定など、時間がかかることがわかりましたが、子どもを迎える道があると思えたことは希望につながりました。

そして、13年前の冬、ついに環の会から連絡が来ました。

「あなた方夫婦に合う子がいますから、すぐに来てください」との電話に、衣類やミルクを用意して、あわただしく乳児院に向かいました。その日は、私たちの10回目の結婚記念日でした。

＊特別養子縁組で迎えた守るべき存在。その喜びと覚悟

生後10カ月の長男・健太を迎えて、生活はガラリと変わりました。子どもの世話で自分の時間がなくなり、夜中の授乳で睡眠不足、体力も使うので「もっと若いうちに養子を考えればよかった」と何度思ったことか。

健太は私にはすぐになついたものの、夫にはなかなか慣れません。乳児院では男性に会う機会が少なく、戸惑ったようです。夫がお風呂に入れると毎回大泣き。大人と裸で入浴したことがなく、まして男性では……。泣かなくなるまで半年間かかりました。あの時期、夫は本当に頑張っていて、それは「一生、親でいる」という覚悟だったと思います。

子どものいる生活に慣れてきた頃、生後3カ月の綾香を迎えることができました。ところで、特別養子縁組をした親子の戸籍には「長男・長女」と記載され、原則として離縁はできません。私たち夫婦にもし何かあっても、子どもたちは前の親の元に行くことはないのです。この子たちにとって頼れるのは私たちだけ。そう思うと、どんなことも頑張れる。自分の命よりも大切な、守るべき存在ができたのですから。

子どもが小学生になってからは、助産師としての仕事を再開。保健所の電話相談など、

徐々に増やし、2年前からはフルタイムで産婦人科に勤めています。

養子や里子を迎えるという選択は、40代で治療をやめてから考え始めたのではむずかしい場合もあり、不妊治療の早い段階で知ることができるといいと思います。そうした情報がなかなか広がらないのは残念ですが、一方で子どもを望んで治療している間は簡単には目が向かないのも理解できます。

私が養子を迎える決断ができたのは、不妊治療をしたから。だから、治療したことを後悔していません。予想外だったのは仕事でのブランク。現場を離れた期間が長く、感覚を取り戻すのが大変で、週に数時間でも続けておけばよかったと思います。ただ、子育てをしたことで、人への対応は以前より穏やかになったかもしれません。

これからは不妊治療をする患者さんの話し相手になるなど、勤務先で自分の体験を生かせたら、と思います。同世代の患者さんが妊娠して診察に来たときには「私ももう少し頑張っていれば、もしかして……」とちょっぴり複雑な心境になったことも。そして「我が子に母乳をあげてみたかった」と。かなわない夢だから一生抱き続けていくのでしょうね。

CASE 13

里親として子どもを迎える

治療の先にあった
養子縁組里親という選択。
早い段階でいろいろな道が
あることを知ってほしい。

吉田奈穂子さん（ライター・埼玉県）

治療歴など

30代前半で結婚。仕事は出版関係。夫は年上の会社員。30代後半で不妊治療を開始（顕微授精）。流産を経験。約2年間治療をして終了。治療終了から約1年後、里子を迎える。その後、特別養子縁組で実子となる。2015年『子どものいない夫婦のための養子縁組ガイド』（明石書店）上梓。

＊集中して不妊治療をしたあとに考えた別な道

30代前半で結婚し、子どもに関してはちょっとのんびりしていました。結婚から4年後、不妊専門クリニックを受診すると、顕微授精を勧められ、すぐに治療を開始。1回目は胚移植できたもののマイナス判定。2回目、3回目は受精卵の成長が悪く、子宮に戻すことすらできず、「妊娠はむずかしい」と医師に言われます。排卵誘発剤の注射をたくさん打つ治療は体の負担が大きいと感じ、また「治療法が私に合っていないのでは？」と転院を考えます。治療の継続を考える一方で、「別の人生を探したほうがいいのかも」と思い始めていました。

そんなとき、インターネットで、こんな書き込みが目にとまりました。

「私の知り合いに里親家庭の方がいます。子どもが授からず、2人の里子を迎えて、その子たちはもう大学生。どこから見ても普通の4人家族です」

さらりとした何げない文章に、ハッとしました。「そうか、そういう家族もあるんだ」と。そういえば……と思い出したのが、10代のとき、交換留学で滞在したアメリカでのこと。ホストマザーの姉妹の家に遊びに行くと、その家庭は里親をしていたので実子と里子がいて、みなでいっしょに遊んだのです。また、ホストファミリーの息子さんは離婚したシングルファザーで、再婚後、わりと早く養子を迎えました。子どもができないので調べたら奥さんの不妊がわかり、すぐに養子を迎えたとのこと。「へ～、こういう家庭もあるんだ」と10代の柔軟な頭の私は、先入観なく受け入れたのです。

早速、夫に里親制度のことを話しましたが、真面目に取りあってもらえませんでした。彼には彼の考えがあるのだと思い、時間をかけて考えていくことに。

Cクリニックに転院し、1回目の治療はマイナス判定。2回目で妊娠したものの、8週で流産。処置のため入院すると周りを妊婦さんに囲まれ、心拍を管理する機器の音が響く、流産した夫婦にとっては異様な状況。そこで「里親を考えて」と訴える私の心理状態を気づかい、夫は「わかった、後でゆっくり話し合おう」と答えました。

退院して気持ちが落ち着くと、3カ月後に治療を再開。「流産はもうこりごり」と思う一方で、「1回は妊娠したのだから」という期待もあり、複雑な気持ちでした。里親という見知らぬ世界に進む決心はまだつかず、気持ちが揺れ動いていたのです。

しかし、結果はマイナス。治療への気持ちがスーッと離れていきました。そのきっかけとして「ほかに子どもを迎える方法がある」とわかっていたことも大きかったと思います。

その年の終わりに、勇気を振り絞って児童相談所に電話をかけました。実際に訪問すると「今日は説明だけなので、あれこれききません。登録に向けて動くなら、あらためて家庭調査をするので話を聞かせてくださいね」とのこと。早速、夫の説得を始めました。年が明けて申請書類を提出すると、市役所の職員が家庭訪問に来ました。タイミングよく審査会が開かれる時期で、3月に里親に認定されました。

＊治療を忘れさせた里親になる準備。そして夫の覚悟

里親認定を受けてからは、近所に住む里親さんが誘ってくれて、あちこちに出かけました。先輩里親さんの体験談を聞いたり、研修に参加したり、勉強する機会に恵まれ忙しくしていたら、治療のことなどすっかり忘れていました。

やがて12月になり、児童相談所から、ついに連絡が来ました。「乳児院にAちゃんというお子さんがいるのですが……」。受話器を持つ手が震え、ただただ涙があふれてきました。聞けば、Aの誕生日は私たち夫婦の結婚記念日。そして、私たちが里親認定された翌日に生まれていたのです。

里親になることに抵抗感があった夫も、「覚悟ができた」と言ってくれました。直情的で飽きっぽい私と違い、彼は慎重で決めたことはやり通すタイプ。一度決めたら、私よりもずっと強い意志で準備を始めてくれました。

＊「家族になるための物語」にかわって、刻まれていく家族の歴史

生後12カ月のAを迎えてからは、まさに髪を振り乱すような目まぐるしい毎日。乳児院での交流期間はありましたが、いきなり育児が始まったのです。ハイハイとつかまり立ちをする時期だったので、片時も目が離せません。ずっと凝視して目が痛くなる感じでした。そして「育児には体力も必要」と痛感しました。

Aを迎えて間もなく、ある冊子に体験談を寄稿しました。その一部を紹介します。

《実はAを産んだ女性と私は、ほぼ同時期に妊娠していました。私は流産しましたが、無事に生まれていれば出産日は数日と違わなかったのです。流産は悲しかったですが、あのとき、おなかの宿った命は人智を超えた理由でその女性のおなかに移り、そして再び、私の元に戻ってきてくれたのではないかと想像しています。単なる作り話にすぎないけれど、

私だけの大切な作り話です》

今、この文章を読んで、なんてけなげで微笑ましいのだろうと、昔の自分を愛おしく感じます。自分なりの物語を作って「子どもを迎えよう、この子と親子になっていこう」と決意しているのです。

今は、物語は必要ありません。それにかわる家族の歴史が刻まれているからです。毎日いっしょにご飯を食べ、寝起きをともにしていると、それが日常になり、初心さえ忘れて普通に過ごしているのです。私たちが望んで、Aがうちにやって来てくれた……それだけでよかったはずなのに、子どもが自分の思いどおりにならなくて親子ゲンカをする……それもまた日常。他の家庭と何ひとつ変わらないのです。

Aを迎えた頃、近所に挨拶に行くと「私の兄も養子縁組里親なんです」「公務員だったので児童相談所に転勤になったこともあるよ。おめでとう」などと声をかけられました。友人に報告すると、身内の秘密を話してくれたと感じるのか、「私も養子なんです」「母は継母だけど、私にとっては正真正銘、本当の母よ」など、家庭の事情を打ち明けてくれる人も。知らないだけで、家族のあり方は多様だと再認識しました。

＊早い段階でいろいろな選択があることを知ってほしい

不妊治療をする方に知っておいてほしいのは、いろいろな選択肢があるということ。子どもを望んで治療をしているとき、里親や養子縁組について考えるのはむずかしいとは思いますが、早い段階でいろんな情報を得てほしいです。子育てに体力を十分に使えるような夫婦に子どもが託されることが多いのが現実で、長く治療をした後では、年齢的に養子を迎えるのがむずかしいこともあります。

里親・養親を考えないとしても、そういう家族がいることを、ぜひ知っていただけると、里子の子どもたちがもっとラクに、自由に生活できるようになると思います。

Column 夫からのメッセージ その2

Q 夫婦2人の生活だから「これができた（できる）」というものは？

思いつきで週末に出かけること。
仕事帰りに待ち合わせて、2人で食事をすること。(40代)

ゴルフ、旅行、キャンプ、気軽な外食、サーフィンなど。(40代)

今の仕事に出会えた。子どもがいたら絶対にやっていない。(50代)

気ままな生活。気まぐれにデートしたり、旅行に行ったり。
家の中で「愛してるよ～」とか言えたり（笑）。
愛情のリソースを妻に全て注ぎ込めるのはメリットかもしれません。(40代)

旅行や仕事で柔軟性をもって対応できる、
自分たちの趣味や興味に集中できるなど、さまざまなこと。(40代)

Q あの頃と今の自分の幸せ度は？

あの頃は、まあまあ高くて75%。今はかなり高く、90%。
(50代、治療中は30～40代)

あの頃は100点満点の60点、今は100点満点の85点。(40代、治療中は30代)

あの頃も今も、何も変わっていないといえば、何も変わっていないです。
「100%！」とか言うととたんに嘘くさくなりますが、
とにかく幸せであることには違いありません。
(40代、治療中は30～40代)

CASE 14

夫への感謝と愛情を再確認

授からないことで
命の重みを実感した日々。
ささやかでも人のために
何かしていたい。

米田千佳子さん（52歳・公務員・山口県）

治療歴など

保健師をしていた29歳のとき、大学時代から交際していた夫（29歳・会社員）と結婚。32歳で産婦人科に通院、タイミング法で妊娠するも流産。34歳で治療を開始。35歳のとき、県外のクリニックに転院し、体外受精にトライ。体外受精・顕微授精を20回以上受け、43歳で治療終了。

＊同僚の問いにとっさに答えた「40歳までは頑張ろうかな」

結婚して3年目、32歳のときに産婦人科でタイミング指導をしてもらったところ、すぐに妊娠。残念ながら流産しましたが、そのことで私も主人も子どもがほしいと意識しました。しばらくして通院を始めたものの、仕事との両立がむずかしく退職。その後、事情を話した上で就職し、以後は仕事との両立で悩むことはありませんでした。

体外受精のため福岡県のSクリニックに転院。地元で排卵誘発剤の注射と卵胞チェックをして、卵胞が大きくなったら新幹線でSクリニックへ。採卵直前から胚移植までの3〜5日間は福岡に滞在。当初は福岡の実家に泊まりましたが、次第に行きにくくなり、ホテル泊に。「治療すれば妊娠するだろう」と、ただ先を見て走っていました。

「治療、どうするの?」

初めて「やめどき」を意識したのは、同僚のひとことでした。何げない会話の中に不意に出てきて、うろたえました。私はとっさに「40歳を目標に頑張ろうかな」と言っていました。そのとき、37歳。「40歳」と口にしたことで、「治療には終わりがある。妊娠・出産しないままやめるかも……」という意識が芽生えたのです。

それまでは「何回もやれば妊娠するだろう」と信じてきました。そうすることで「いい卵がとれなくなったらむずかしいかも」という気持ちを打ち消していたんです。そうして採卵を重ね、いつしか回数は2桁に。

当時は仕事で母子手帳の交付もやっていました。自分の悲しみを抑えながら「妊娠おめでとうございます。気をつけて過ごしてくださいね」とニコニコしながら言わなくていけませせん。今振り返っても、よく頑張ったと思います。

そういえば、38歳で第2子を妊娠した方が「この年で妊娠して、はずかしい」と笑っていました。私はその年齢で子どもがほしくて治療しているのに……。「2人目だと上のお子さんがこうなることが多いので、こんなことに気をつけてくださいね」と伝えると、「何人もお子さんがいるんですか?」ときかれたり。仕事で妊娠・出産・育児にかかわるのに、自分が体験していないことを言えず、複雑な気持ちを抱えていました。

＊最後の治療を終えて、夫に伝えたかった言葉は……

40歳になり、どうしようか自分に問いかけたとき、「転院」が浮かびました。福岡県内のKクリニックに行くと、先生がよく話を聞いてくださり、体外受精の説明は看護師さんが個室でするなど、丁寧な対応に驚きます。初めて自分の受精卵の画像を見て、感激。でも「ここがいい」とは思えない。やはり「妊娠」という結果がすべてだから。

受精しても分割しないなど私の卵がよくなくて、「もう限界だ」と確信する一方で、「もしかしたら……」の気持ちを捨てきれない。思いきって先生にきいてみました。

「私は40歳を過ぎています。妊娠の可能性は?」「この年齢でも妊娠している人がいるのでダメとは言えない」と医師。私は「じゃあやろうかな」と思い直す。はっきり「もう無理です」と専門家に言われれば、あきらめて治療の幕引きができるのに……。

一縷の望みをかけて採卵するものの、結果は悪くなるばかり。最後の治療は43歳。「卵が壊れているので顕微授精ができませんでした」という医師の言葉を聞き、私の頭に浮かんだのは、下降線をたどるグラフのイメージ。その線がついに一番下に届き、この先はない。次の治療について話す医師の声は、私の耳には届きませんでした。

もう涙も出ません。けれど、主人に伝えなくては。とても勇気が必要でした。言葉にできなくて、メールを打ちました。

「ごめんね。ダメだった」

「大丈夫だよ。千佳子が好きなようにすればいいからね……」

ごめんね。私、子どもができなくて。大好きなあなたの子どもを産みたかった。こんなときも優しい言葉をかけてくれて、本当にありがとう。大好きだよ。……でも、返信できなかった。次から次へとあふれる涙で、携帯電話の画面が見えなかった……。

✱子どもがほしいと思う相手に巡り合えた幸せ

それからほどなく、主人の関東転勤が決まりました。不妊専門クリニックがたくさんあるから「新しいところに行けば妊娠するかも?」と頭をよぎったけれど、行動には移しませんでした。私の体はもう無理だとわかっていました。

しかし、関東での生活が私に変化をもたらしました。不妊で知り合った友人たちと当事者を支援する活動をしていたのですが、関東在住のメンバーと直接会えるようになり、そうした交流によって気が紛れたのです。治療終結の時期に同じ悩みをもつ人をサポートできたこと、夢中になれるものができたことは、私の救いでした。

そんな折、福岡にいる兄が病気を患い、高齢の両親のショックが大きく、唯一の兄妹である私が関東と福岡を往復して家族をサポートすることに。3年間の関東勤務を終え、主人と広島県へ。私も実家が近くなったので兄の闘病を支え、最期を看取ることができました。もし子どもがいたら、きっと思うように動けなかったでしょう。

新しい命を求めて治療に奔走した日々。そして、独身だった兄の死。私にはどちらも大きな出来事でした。不妊治療をできたのは結婚して夫がいたから。子どもがほしいと思う相手に巡り合えたことだけで幸せなんだ。そう実感しました。

今は山口県に戻り、福祉の仕事をしています。高齢者と接するのですが、自分の子どもに苦しめられる方を少なからず見てきました。何かあったとき、人が手を差し伸べようとするのは、挨拶してくれた、いつも笑っていた、話を聞いてくれた……そんな何げないことの積み重ねのように感じます。

だから今は、毎日を丁寧に暮らしたいと思っています。人のために何かしたい、ささやかでいいから……その気持ちはずっと変わらないですね。

CASE 15

38歳で治療を開始、夫婦で起業

治療での体験が
カウンセラーを目指す力に。
10年たって抑えていた
気持ちのふたが外れたと実感。

辻英美さん（52歳・カウンセラー・埼玉県）

治療歴など

35歳で結婚、会社員（パタンナー）を退職。夫は33歳、IT企業のシステムエンジニア（SE）。38歳で治療を開始。人工授精10回の後、40歳で体外受精を開始。42歳で治療終了。47歳のとき、夫とともに鍼灸マッサージ治療院・按癒《あんゆ》堂を開院。

＊わかってもらえなかった不妊のつらさ

35歳で結婚、高齢出産が気になりながらも時間が過ぎ、38歳で産婦人科を受診しました。40歳になり「このまま妊娠できないかも？」と思い始めます。医師から体外受精を提案され、「そんなすごい治療をしなくちゃ妊娠できないの？」と衝撃を受け、「でも、ここであきらめたら子どもができないかも」と考え、不妊専門クリニックに転院。

妊娠できると信じてトライした1回目、凍結した受精卵を戻した2回目。いずれも判定は陰性。3回目で妊娠したものの、9週で流産。

4回目は、「胚移植の後はできるだけ動かないように」という医師の指示で、母に家に来て家事をしてもらい、万全を期しましたが陰性判定。また落ち込み、気を取り直して5回目へ。胚移植後に看護師さんと話していたら、「ちゃんと先生の言うとおりにやったんですか？」と言われて驚きました。つらい気持ちをわかってほしかっただけなのに、「あなたは頑張りが足りない」と指摘された気がして悲しくなりました。

「どんなに頑張っても、妊娠できないと頑張っていないことになるんだ。誰にもこのつらさはわかってもらえないんだ」、そう思いました。

5回目の体外受精も陰性判定で、「この先、妊娠できないかも……」と不安が募りました。そこで、不妊専門クリニックが開催するセミナーや不妊当事者の集まりなど、あちこちに出かけました。行き詰まった不妊治療の突破口となるヒントを探していたのです。その中でカウンセラー・赤城恵子さんの講演が強く心に響きました。

「自分を責めないで、泣きたいときは泣いていいのです」という言葉が私の胸にしみました。その頃の私は、自分が悲しいのかどうか、それすらわからなかったのです。私は本来泣き虫なのに「泣いちゃいけない、人前では特に」とこらえていたから。

赤城さんも不妊体験があり、お子さんはいないそう。「すてきな方だなあ」と、自分にとってのモデルケースになりました。そして、私は自分の「女は子どもを産み育てて一人前」という思い込みに気づきます。大人として成長するのは、産む・産まないや子どもの存在には関係なく、「自分次第ですてきな女性になれるのだ」と思えました。

＊治療から心理の勉強へ。時間も情熱もシフトして

「次の治療が最後。ダメだったら心理やカウンセリングの勉強をしよう」と決めました。

私が求める心のサポートが世の中にないのなら、自分でやってみようか、と漠然と思っていたのかもしれません。

最後の治療は納得して終わるための治療です。4個の受精卵ができ、状態がいい2個を戻して、2個は処分してもらいました。判定は陰性。帰り道の車の中で「ごめんね、2人の子どもをつくることができなくて」と言った私に、「残念だけど、子どもがいないからこそできる生活をしよう」、夫はそう答えてくれました。

3月に治療を終え、4月から通信制の大学で学び始め、それまで不妊治療に注いでいた時間と情熱を勉強に費やしました。不妊治療は努力しても結果が出なかったけれど、勉強すれば成績や資格という結果がついてくる。「自分はダメな人間でなく、それなりにできる」と思いたかったのかもしれません。とにかく不妊治療に未練を残さないように、後ろを振り返ることなく、ただ前だけを見て進みました。

＊SEだった夫は独立開業し、夫婦で不妊にかかわることに

不妊当事者を支援するNPO法人FineのFine認定ピア・カウンセラーの資格も

取得しました。当事者の気持ちの分かち合いや電話相談、グループカウンセリングなどを担当すると、参加者から「誰にも話せなかったんです」「気持ちをわかってもらえてうれしかった」などの感想を聞くことができ、「私でも人の役に立つことができるのかな」とうれしくなりました。無我夢中で走ってきた道が自然につながった感じです。

それにしても、人生何が起こるかわからない、とつくづく思います。

大手ＩＴ企業でＳＥをしていた夫は、はり師、きゅう師、あん摩マッサージ指圧師の資格を取り、自宅で開業しました。もし子どもがいたら、夫の独立開業など私は認めなかったし、彼も考えなかったでしょう。当初はビジネスマンへの施術を考えていたようですが、今では妊活中の方が全体の約7割。夫婦で不妊にかかわるとは想像もしませんでした。

以前の私は「標準から外れちゃいけない」と考えていました。でも、自分が「子どもが授からない」という少数派になって、世の中にはさまざまな分野で少数派がいて、いろんな思いを抱えていることが見えてきました。それぞれの考えや事情があるのだろうから、私が勝手に決めつけてはいけないと、思いを巡らすようになりました。

＊10年たってやっと流した涙……つらい気持ちを受け入れた

治療をやめた人を対象にグループカウンセリングをしたとき、多くの方が集まりました。治療中は「赤ちゃん連れを見るのがつらい」といった気持ちも、年齢を重ねるにつれて変化し、友人の子どもが結婚したり、友人が孫の話をすることに心がざわつくことも。自分にはかなわなかった出来事に、思わぬところで直面して戸惑うことは、きっと今後もあるでしょう。当事者として、カウンセラーとして、何ができるのか考える日々です。

先日、心理のワークショップに参加中、突然涙があふれてきました。ひとしきり泣いて、思いました。「私は今、子どもをもてなかったつらさを感じていたんだ」と。終わったと思っていた不妊、実はつらい気持ちを感じないように頑丈なふたをしていた。それが10年たって外れて、自分の気持ちとやっと向き合えたと実感しました。

ずいぶん時間がかかったけれど、今やっとスタートラインに着いた気分です。現時点がプラスマイナスゼロだとしたら、ここからプラスを重ねていける。幸せはその人次第、状況でどうにでもなるもの。今、心からそう思います。不妊を体験した私だからできる不妊カウンセリングの仕事を、これからも喜びをもって続けていきます。

CASE
16

14年間の治療も次の人生への経験に

治療をあきらめたとき、
次の道が現れた。
不妊は人生の一部、
何ひとつ無駄な経験はない。

高柳順子さん（54歳・主婦・千葉県）

治療歴など

29歳で結婚。当時は事務職の会社員。夫は30歳の会社員。30歳で治療開始。32歳で体外受精、34歳から顕微授精を始める。30回以上の治療を経て、44歳で治療終了。不妊当事者の団体であるNPO法人Fineに立ち上げから参加。

＊自分の気持ちにふたをして生きていた

29歳で結婚し、30歳で治療を始め、32歳で体外受精にトライしたものの5回続けて受精しませんでした。転院の予約待ちに1年以上かかって念願の顕微授精をして、初めて受精卵をお腹に戻したときは感激しました。その後も胚移植できるだけでうれしくて、治療をやめるなど考えもしませんでした。40歳近くになり、採卵回数が20回を数えた頃から、「もしかしたら無理なのかな……」と思うように。でも、次は妊娠できるかも、やめたら今までの努力が無駄になる、もう一度だけトライしよう……自分自身の心の平安を保つために治療がやめられませんでした。

「もう、治療やめる?」。40歳を過ぎて何度目かの顕微授精が失敗に終わった日、主人にききました。すると「もう少し続けたい」とポツリ。え?! その返事に驚きました。今まで、治療したい私に、主人が付き合ってくれていると思っていたから。

この前後、35歳以上で不妊治療している人が話せる場がほしいと、ホームページを開設しました。2~3カ月ごとにメンバーが集うオフ会をすると、いつも十数名が集まりました。仲の良かった人が妊娠するとうれしいけれど、ひとり置いていかれた感じがしたことも。だからといって距離を置こうとは思いませんでした。マイナス判定を受けた日に、掲示版の妊娠報告に「おめでとう！」とレスを入れる。みんなが心地よく参加できる場のために、「自分の気持ちにふたをして生きよう」と決めたのです。

＊治療が中止になった直後、運命のメールが！

望みが薄いとわかっていても、治療をやめるきっかけがつかめないまま、採卵回数は30回を超えました。治療の終わりを「医師から引導を渡してほしい」と言う人もいますが、私が医師に「無理です、もうあきらめてください」と言われたら、きっと別のクリニックに行ったでしょう。「この年齢で無理を承知で通っているのだから治療して！」と。自分自身が納得しないと、治療をやめられないと思ったのです。

節目は42歳での顕微授精でした。採卵して、受精卵が育っているかクリニックに確認の電話をしたところ、「残念ながら分割が止まりました」の返事。今までずっと受精卵になっていたのに、それができなかった。「ああ、潮時だ」と思ったのです。

その直後、メールが届きました。現在、Ｆｉｎｅ理事長を務める松本亜樹子さんからです。「不妊当事者の団体を立ち上げるのだけど、いっしょにやりませんか？」

その言葉を見た瞬間、「これは運命だ」と直感。治療がキャンセルになったその瞬間に新しい話が舞い込み、まるで「こっちの道に進みなさい」との啓示のようでした。そこから、自分の気持ちを少しずつ整理していったように思います。実際にはFineの立ち上げで忙しく、治療のことを考える時間が減っていったのですが。

＊44歳で最後の顕微受精。14年の治療に幕

最終的には、44歳のとき、自分の気持ちに区切りをつけるために、もう一度だけ顕微授精をしました。自己注射で卵胞を育て、2個採卵できて受精し、胚移植しました。判定日の前に生理が来て、そのままクリニックには行かず、治療はおしまい。14年間の治療にピリオドを打ち、すっきりした気分でした。

通院をやめた当初は「ああ、私はもう子どもをもてないのだ……」と治療と、そして子どもと決別した寂しさがあり、落ち込みました。反面、治療年数が長く、負担にもなっていたので、治療費や治療スケジュールに振り回される生活から解放されると思うと、心が

軽くなったのも事実です。

＊治療をやめた人は、一体どこに行っちゃうの⁉

「そういえば、子どもを授からないまま治療をやめた人は、どうしているんだろう？」

Ｆｉｎｅの活動をしているとき、ふと思いました。もし、つらい気持ちを抱えていたら……。「じゃあ、治療後に子どものいない人生を歩んでいる人たちが集まれる場をつくろう」と思い立ち、「Ｆｉｎｅ Ｓｐｉｃａ（スピカ）」を立ち上げました。

回を重ねるたびに参加者が増え、治療後にどんな生活をしているかを話したり、聞いたりする場がないことを、あらためて感じました。治療終結直後の気持ちを「あるある～」と共有したり、今の思いやこの先の不安、なかなか気持ちの整理がつかないこと……そんな話が交わされます。誰にも話せなかった思いを吐き出して、そのときだけでも気持ちがラクになったら、と思います。参加された方に「治療をやめた人がこんなにいるんだ！」と驚いてもらうだけでも、やってよかったと思います。「自分ひとりじゃない」と実感するだけで、心が落ち着くこともありますから。

✱不妊体験をプラスにして、自分らしい花を咲かせたい

治療をやめたら不妊のことは一切忘れて仲間とも連絡を絶つ、という話を聞いたことがあります。子どもを望んで頑張った時間をなかったことにするのでしょうか？ 私なら、その体験をプラスにして自分らしい花を咲かせたい。私にはママ友はいないけど、治療仲間は多くいたし、子どものいる、いないにかかわらず、今も友人として付き合っています。

30代をまるまる治療に充てていたから、それを消したら人生の一部が欠けてしまいます。なんの特技もない私が「何かをしたい！」という気持ちだけで動き、Ｆｉｎｅで署名活動や国会請願、学会への参加やイベント運営など、自分の人生に関係ないと思っていたことを次々と体験しています。こうして今の人生につながっているから、不妊体験は無駄なことではなかったと思えます。

今、私も主人も飼い猫たちも健康で過ごしているし、旅行などやりたいことをできて幸せです。ただ、家族2人、どちらかが先に旅立ったら、残された者は1人になる。これからは、そうした不安と向き合っていくことになるのでしょうね。そういうときのためにも、今までの、そしてこれからの人との出会いを大切にしていきたいと思っています。

Column 夫からのメッセージ その3

Q 今、パートナーへひとこと

何はともあれ、一緒に生きていこう。(40代)

こころのままに生きよ。(50代)

これからの人生も一緒に楽しもうね。(40代)

ときどきはケンカもするけど、
言いたいことは隠さず言い合いながら、
それぞれのパーソナリティを尊重し、
お互いのことを深く知り、
楽しく、ずっと仲よく、暮らしていきたいです。
心から愛しています。(40代)

I love you.(40代)

第4章

不妊治療のやめどき

専門家からのメッセージ

専門家より1　産婦人科医

患者さん自身が納得して治療を終えられるまで、いっしょに努力する姿勢を大事にしています。

吉村泰典さん（慶應義塾大学名誉教授・一般社団法人吉村やすのり生命《いのち》の環境研究所代表理事）

●本人の希望があれば、45歳までは治療をする

40代の患者さんから「いつまで治療を続けたらいいですか?」ときかれたら、「45歳までは頑張られてはいかがですか」と話します。ご本人の希望があれば、私から「治療をやめましょう」とは言いません。また、「40歳の方が体外受精で子どもを授かる割合は10人に1人、45歳なら100人に1人です」と伝えます。

たとえば、がんを患って「あなたの5年生存率は80%です」と医師に言われたとすると、80%は助かるにもかかわらず、多くの方は「私は20%に入ってしまう」と心配します。し

かし体外受精の成功率が20％と聞くと、80％は妊娠できないにもかかわらず、「私は妊娠できる」と考えます。同じ数字でも、こと妊娠となると受け取り方がポジティブです。生命を育む女性にとってはいいことですが、実際にその年齢になったとき、果たして10人に1人、100人に1人になりえるでしょうか？

不妊治療のやめどきを考える場合、まず、ご本人が自分の体の状態を知ることが大事です。現在は、ＦＳＨ（卵胞刺激ホルモン）やＡＭＨ（抗ミュラー管ホルモン）など、卵巣機能をみる上での指標が複数あります。

体外受精では、ＦＳＨの数値が10mIU／mℓ以上だと妊娠しにくいというデータがあります。しかし、15mIU／mℓでも妊娠する人はいます。ＦＳＨは月経開始の頃に血液検査で測りますが、数値は変動するので、間をおいて3回くらい検査する必要があります。閉経した方は別として、月経がある場合には卵巣機能は揺れ動くのです。

ＡＭＨは卵巣内の発育卵胞が分泌するホルモンで、ここ数年で検査が普及しました。個人差が大きく絶対的ではありませんが、卵巣年齢を測るのに比較的いい指標で、月経周期に関係なく血液検査で測れます。卵巣に残る卵子が多いと数値が高く、少ないと数値は低くなります。数値が低いと残りの卵子が少ないので、妊娠・出産できる期間が限られ、治療を急ぐなどの参考になります。数値が低いからといって妊娠しないわけではなく、年齢が若ければ妊娠率は高くなります。

また、現状を把握していただくために、患者さんには日本産科婦人科学会のART（生殖補助医療）データを示します。年齢が高くなるほど妊娠率は下がり、流産率は上がります。たとえば、40歳の女性の場合、総治療周期数あたりの妊娠率は14・4％、胚移植あたりの妊娠率は24・8％、総妊娠数における流産率は35・2％、生産率（赤ちゃんを無事に出産した確率）は総治療数あたり8・8％です（2014年のデータ）。詳しくは178ページを参照してください。

こうしたデータとこれまでの治療経過から妊娠の可能性を伝え、患者さん自身が納得して治療を終えるのを待つのが私の姿勢です。それまでは、患者さんとともに私も努力します。

●体外受精は5～6回が目安と考える

一般的な体外受精であれば、採卵を5～6回しても妊娠しなければ、やめる目安だと考えます。期間にすれば2～3年ほどでしょう。例えば、10回以上も採卵するということは、それまで妊娠しなかったのだから、今後妊娠する可能性は少ないと考えられます。

体外受精や顕微授精を受けた人の累積分娩割合（ART後に分娩に至った割合）は、治療回数が6回までは、回を重ねるごとに明らかに増加する傾向があります。しかし、6回以降はその傾向は緩慢になり、分娩に至った患者さんのうち約90％は、6回までの治療で妊娠・出産に至っています。また、39歳までは、治療を重ねるにつれて累積分娩割合は増加するものの、40歳の分娩の場合は、治療回数を重ねても、ほとんど増加していません。

こうした医学的知見を踏まえ、厚生労働省による特定不妊治療費助成制度では、女性が39歳以下の場合は通算助成回数を6回まで、40歳以上の場合は諸外国の助成回数などを参考にして3回としています（平成26年度以降、新規に助成を受ける場合）。

また、35歳以上での妊娠や出産にはリスクが伴うことも忘れてはいけません。高年初産（35歳以上の初産婦）では、妊娠の3大合併症である前置胎盤、妊娠高血圧症候群、常位胎盤早期剥離が圧倒的に増加します。また、妊娠糖尿病や産科出血、帝王切開も増え、妊婦死亡率も高くなります。つまり、若い年代よりは、母子ともに危険にさらされるリスクが高まるのです。日本の周産期医療は世界トップレベルですが、高齢妊娠・高齢出産が危険を伴うことには変わりありません。

●治療を進めるとき、患者が気をつけるべきこと

不妊治療において患者さんが気をつけることとは、年齢や状況に応じた治療を考えることです。37～38歳くらいまでの体外受精では、卵巣刺激をして複数の卵を採卵するのが望ましいですし、複数個の採卵ができれば、受精卵（胚）の凍結も可能です。しかし、卵巣機能が衰える40歳を過ぎたら、卵巣刺激はマイルドにせざるをえません。年齢によって刺激法が変わることを患者さんも知っておきましょう。

私が担当した患者さんでは、体外受精では46歳で妊娠、47歳での出産が最高齢で、自然妊娠では47歳で妊娠、48歳で出産された方がいます。長い経験でも45歳以上の妊娠・出産は非常にむずかしいのです。

もちろん治療は何度受けてもかまわないのですが、ご夫婦の年齢、治療経過や回数、受精卵（胚）の状態などを総合的に判断して進める必要があります。たとえば、顕微授精を6回行なって1度も受精していないのなら、この先も受精はむずかしいと考えられるでしょう。

女性の卵子は生まれ持ったものが減るだけで、新たにつくられることはありません。40歳で排卵した卵は40年間生き延びた細胞です。この卵子の老化はどうすることもできず、やはり生殖年齢には適齢期があり、妊娠・出産には年齢の限界があります。治療のやめどきに正しい答えはありません。こうした現実を踏まえて、ご夫婦がしっかりと話し合い、納得して治療の終わりを決めることが大事です。

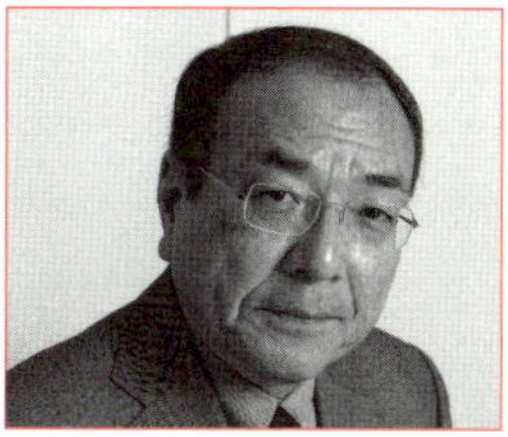

［プロフィール］
1975年慶應義塾大学医学部卒業。米国・ペンシルバニア病院、同・ジョンズホプキンス大学留学、藤田保健衛生大学医学部産婦人科専任講師、杏林大学医学部産婦人科助教授、1995年より慶應義塾大学医学部産婦人科教授。2007～2011年、日本産科婦人科学会理事長。2010～2014年、日本生殖医学会理事長。厚生科学審議会専門委員、法制審議会委員などを務める。これまで3000人以上の不妊症、5000人以上の分娩など、数多くの治療を担当。

Column

ＡＲＴデータについて

日本産科婦人科学会では、体外受精・顕微授精などのＡＲＴ（生殖補助医療）データを公表している。数年前よりも妊娠率が下がっているが、それは女性の高年齢化と低刺激法や自然周期による治療の増加によることが影響。低刺激法や自然周期では妊娠の確率が低く、治療回数が増える傾向がある。また、もともと妊娠しにくい高年齢の女性が、この治療を受ける背景もある。

データを見る場合、必ず分母の確認を。グラフの①は総治療周期数あたりの妊娠率で40歳の場合は14.4％、②は胚移植あたりの妊娠率で40歳の場合は24.8％。妊娠数は同じだが、分母が違うと数字が大きく変わる。

医療施設の多くは、胚移植あたりの妊娠率を示すことが多いので、その場合総治療数の妊娠率をきいたり、「私の場合、採卵あたりの妊娠率、胚移植あたりの妊娠率はどれくらいですか？」など、自分の場合の妊娠率をきくことが大事。

日本産科婦人科学会 ART データ

http://plaza.umin.ac.jp/~jsog-art/data.htm

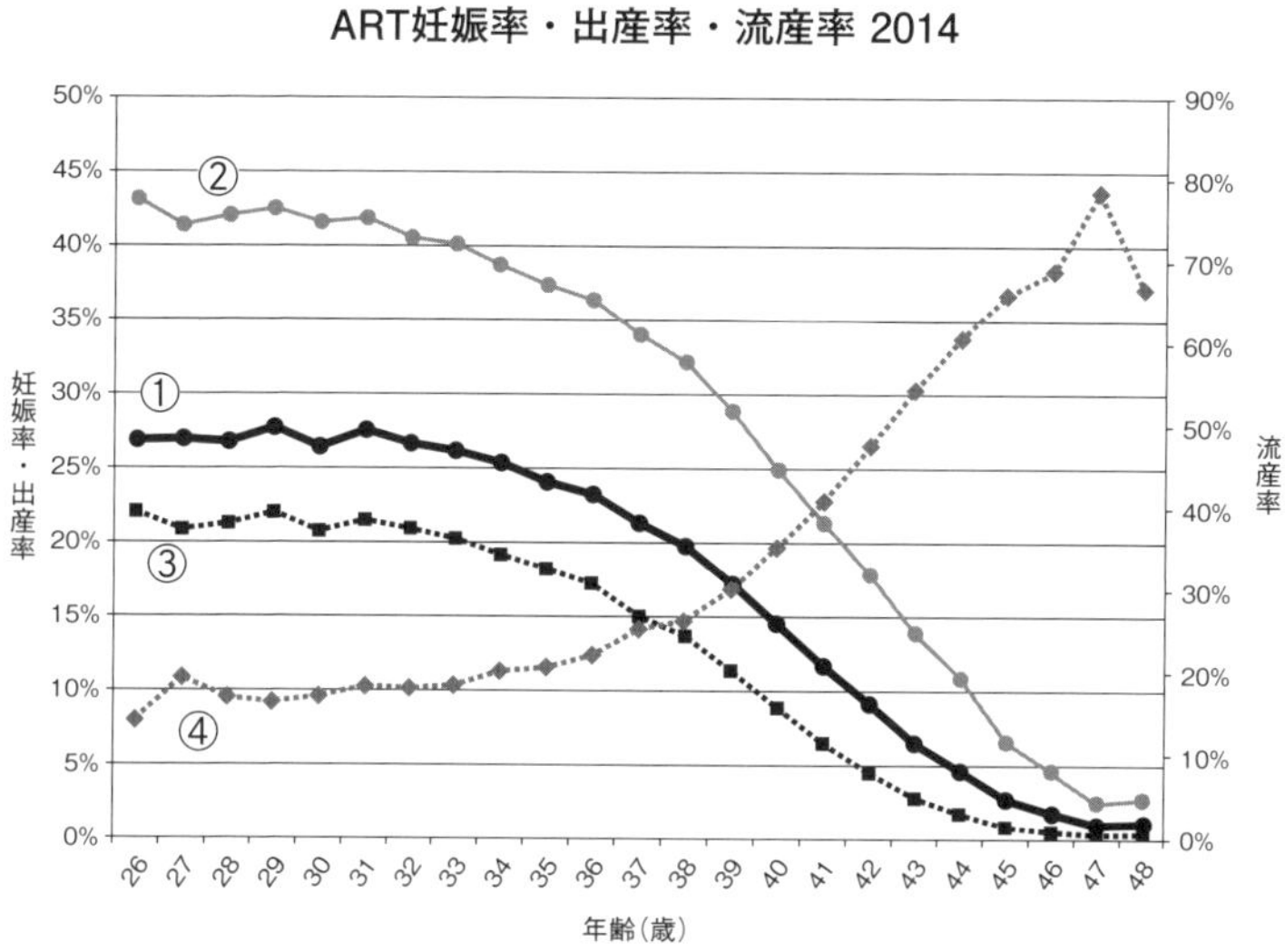

①妊娠率／総治療＝総治療周期数のうち妊娠した割合。
②妊娠率／総 ET ＝ ET（胚移植）周期数のうち妊娠した割合。
③生産率／総治療＝総治療周期数のうち出産した割合。
④流産率／総妊娠＝妊娠したうち流産した割合。

（日本産科婦人科学会ホームページより）

専門家より２　胚培養士

胚培養士が手を貸すのは顕微授精だけ。精子と卵子の力を信じて、受精卵に寄り添う。

福永憲隆さん（医療法人浅田レディースクリニック培養研究部部長）

●不妊治療に欠かせない胚培養士の役割

胚培養士は、不妊治療で精子や卵子、受精卵を扱う専門家で、「エンブリオロジスト」とも呼ばれます。人工授精や体外受精というと人工的なイメージがあるようですが、妊娠のプロセスの中で人の手によるものは、顕微鏡を見ながら1個の卵子に1個の精子を注入する顕微授精だけ。それ以外の受精や着床はコントロールできるものではなく、自然のメカニズムによって起こります。

胚培養士の仕事は、医師が採卵した卵子、患者さんが射出した精液、あるいは手術によって精巣の組織から取り出した精子を受け取るところから始まります。この精子と卵子を受精させ、子宮に戻す胚移植の日まで環境を整えた培養室で管理します。また、精子や受精卵を凍結して専用タンクで保存し、必要に応じて融解します。

最近は男性不妊が話題になっていますが、今の技術では、精子の量が少ないことはさほど問題にはなりません。射出精液中の精子の数が基準値より少なかったとしても、精液を遠心分離器にかけて良好精子を回収することができ、顕微授精するのに十分な精子をたいていは回収できます。

精液中に精子が見つからない無精子症の場合には、精巣から精子を回収するTESE（精巣精子採取術）やMD－TESE（顕微鏡下精巣精子採取術）という方法があります。ただし、精巣からとった精子が細く弱々しいものが数個しか見つからないケースでは、顕微授精をしても妊娠に至ることは、残念ながらほぼありません。

一方、卵子ですが、体外受精では卵子が取れなければ、胚培養士の仕事はスタートできません。

精子と卵子が受精し、数日間培養した受精卵（胚）を子宮に戻すことを「胚移植」といいます。胚移植をする・しないは医師が判断し、私たちは胚移植の前に受精卵の発育について医師に伝えるのが役目です。その上で複数の胚がある場合には「この胚を優先的に移植しては」と医師に提案することはあります。

●良好胚の妊娠は高いが、不良でも妊娠の可能性は否定できない

体外受精・顕微授精では、翌日に「二前核」という状態になったら「受精した」と判断します。受精卵は採卵から2日目には4分割、3日目には6〜8分割と細胞分裂し、5日目には胚盤胞という状態になります。

胚移植は、3日目の6〜8分割、または5日目の胚盤胞の状態で行なうことが多く、多胎妊娠を避けるため移植する胚は原則1個で、残りは凍結します。また近年は、すべての受精卵を一旦凍結して、採卵とは別の周期に凍結胚を融解して移植する「凍結胚移植」が多く行なわれています。体外受精・顕微授精の妊娠率は、年齢にもよりますが平均すると20〜30%程度で、女性の年齢が若いほど妊娠率は高くなります。

培養技術が進んだことで、受精卵を長期培養して胚盤胞という状態まで育ててから移植するケース、特に胚盤胞を凍結する凍結胚盤胞移植が現在は多く行なわれています。胚盤

胞移植の妊娠率はおおむね50％です。高い数字に感じますが、実は受精卵が胚盤胞まで育つ確率は50％程度。そこまで育たなかったものは除かれるため、全体の治療数より分母が少なく、当然妊娠率は高くなります。高年齢になると胚盤胞まで到達する割合は低く、移植できずに治療がキャンセルになる可能性が高くなります。

では「胚盤胞に育たなかった受精卵は赤ちゃんにならないのか？」というと、そうとは限りません。培養2～3日目の段階で子宮に移植すれば、妊娠するケースは一定数あります。体外での培養技術は、まだまだ完璧ではないからです。当院のデータでは、30～35歳では胚盤胞になる確率は約70％ですが、40歳以上では20％以下に落ちます。そこで40歳以上では、採卵から3日目の胚を移植するのが当院の基本方針です。

採卵から3日目の6～8分割胚でも5日目の胚盤胞でも、形態の良好な胚の妊娠率は高く、形態不良の胚の妊娠率は低いのは事実です。ただ、「形態不良胚ばかりだから妊娠する可能性がない」とは言えません。受精卵が一定の成長を始めれば、その受精卵が赤ちゃんになることを否定することはできない、というのが私の考えです。つまり、現在確認できる受精卵の形態では、本質的に赤ちゃんになる可能性を評価しきれないということです。実際に相当むずかしいと思った例でも妊娠されたケースは、いくつもあります。

ただし、3日目や5日目の胚で、ある一定の段階まで成長していなかったら、「赤ちゃんになる可能性はほぼない」という基準はあります。

1つは「受精」の段階で、その後にまったく変化がなければ、成長が止まったと判断します。また、良好な発育は、2日目なら2～5細胞、3日目なら6～8細胞になっているもの。それが3日目に成長が見られず、2分割にもなっていない場合は成長が止まったと判断して、胚移植はしません。こうした胚移植の基準は、通常は施設ごとに決まっています。

●1人の赤ちゃんを産むために必要な卵子の数は17個

1人の赤ちゃんを産むために必要な卵子の個数は、当院の統計では「17個」です。若い方だと1回の採卵で20個以上とれる方もいますが、一般的には17個を確保するには何度か採卵することになります。年齢が高いほど採卵できる数は少なくなります。

そして、妊娠を左右するのが卵子の質です。卵子の質の定義はむずかしいのですが、例えば、年齢が高くなるにつれて染色体異常の割合は高くなり、採卵した卵子のほとんどが染色体異常を起こしている場合もあります。

その人の卵子の数は、母親のお腹の中にいたときに決まり、年齢を重ねるほど消滅していきます。最近はＡＭＨ（アンチミューレリアンホルモン）検査で、卵巣内に残る卵子の数（卵巣予備能）がつかめるようになりました。また、誤解されやすいのですが、ＡＭＨは妊娠率とは相関しません。年齢が若い方でＡＭＨが低くても、卵子が採取でき、受精卵が得られれば、妊娠率は高いのです。

つまり、卵子は量と質が妊娠に影響するのです。

●見た目にはわからない、受精卵が秘める赤ちゃんになりうる可能性

形態的に良好な受精卵は、赤ちゃんになりうる可能性が高いのは事実ですが、形態良好でも赤ちゃんにならない可能性はあります。逆に形態が悪いと判断した受精卵でも、絶対できないと断定はできません。

つまり、「赤ちゃんにならない」と断言できない以上、「この受精卵の状態だから、もう治療はやめましょう」とは言えません。胚培養士として15年間受精卵を見てきて、まさか

と思う経験を幾度もし、「この受精卵は妊娠する可能性は極めて低い」と思っても「絶対に妊娠しない」とは思えないのです。

胚培養士ができることは、精子と卵子の出会いの場をつくることです。卵子と精子が自分たちで受精したら、その受精卵が気持ちよく成長できるように環境を整えること。今ここにある受精卵に、いかに寄り添っていくか。それが私の仕事のテーマです。

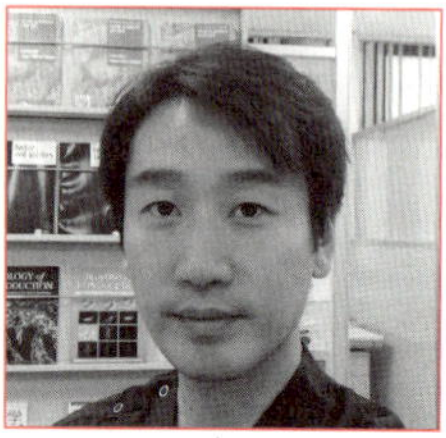

【プロフィール】
1999年、北里大学獣医畜産学部畜産学科卒業。医療法人社団レディースクリニック京野（現・京野アートクリニック）培養室勤務。2004年、東北大学大学院農学研究科博士課程入学、2006年、未成熟卵胞の体外成熟培養研究にて学位取得、博士（農学）。同年より医療法人浅田レディースクリニック培養研究部部長。浅田生殖医療研究所副所長。日本卵子学会認定管理胚培養士。

専門家より3 看護師

治療を続けるのもやめるのも、その人らしい人生の生き方。不妊症看護を通して、患者さんを見守り、支援しています。

村上貴美子さん（蔵本ウイメンズクリニック看護師長・不妊症看護認定看護師）

●他の医療とは違う不妊治療の特殊性

私が生殖医療に携わり始めた20年前、不妊治療は分娩室の横でひっそりと行なわれていました。当初は「生命の神秘の領域に手を加えるなんて」と抵抗を感じる患者さんも多かった体外受精や顕微授精は、今では日本の出生児の約24人に1人（２０１３年）がこの治療で生まれているという身近な医療になりました。

専門性のある不妊症の看護を学び、必要なスキルを身につけた「不妊症看護認定看護師」は現在、全国に約１５０名（２０１５年7月）います。治療の説明や排卵誘発剤の自己注射の指導などのほか、不安を抱えながら治療を受ける方の心に寄り添っています。

以前であれば「40歳まで」と治療をあきらめた年齢で、今は治療を始める方も少なくありません。また、自分の卵子に限界を感じたら「卵子提供」という選択肢も出てきました。その一方で、養子縁組や里親を考える方もいます。

他の医療であれば、ある程度の成功率が得られる治療は保険適用ですが、体外受精の妊娠率は20～30％程度で健康保険はききません。40歳代になると妊娠率は10％以下になります。この数字をどうとらえるかは、ご夫婦でも意見が違うもの。私たちは、不妊治療や妊娠・分娩のリスクなどを含めた医療の知識や情報を提供しながら、ご夫婦がこの先の治療について考えるサポートをします。

できるだけ治療の始まりからご夫婦で話し、考え、決定することを習慣的に行なっていけば、治療の終わりも2人で考えて決めることができるのではないか、と感じています。

年齢の壁に向き合っている方、男性因子や子宮内膜症などの難治性の原因と向き合って治療をされている方など、ひとことに不妊治療といってもさまざまな原因や背景をもたれています。ご夫婦の状況を理解した上で、今後の治療をどうするかということについては、その後の人生においてもとても重要なことなので、やはり最後もお2人で決めてほしいと考えています。そのためにも、適切な情報の提供を心がけています。

●治療を続けるかどうか、立ち止まって考える時期とは？

ここ数年で卵子の老化が知られるようになり、年齢的な限界を意識する方は増えています。また、高年齢での妊娠・出産にはリスクが伴います。しかし、不妊治療を受ける意志決定は、どんなときもご夫婦にあります。

20代で治療を始めた方が10年間治療したら30代になり、妊娠可能な年齢であっても長い治療の終わりを考えるかもしれません。40代で治療を開始するなら、最初からやめどきを意識しての治療でしょう。また、不妊治療と仕事や家庭との両立が困難となり、前向きに治療に取り組めなくなったり、治療によって夫婦関係が崩れてしまったり、なんのために治療をするか見いだせなくなったときなども、治療の継続をどうするか、見直す時期といえます。

この時期に自分が何を優先しなければならないのか、夫婦の治療でありながら、傷つくことを恐れて、夫婦で深く話し合えない状況も不妊の特性です。また、社会や職場の理解も十分とはいえないため、他の病気なら「いつ手術をして、回復の見込みはこれくらい」と先を見越して道を選べますが、いつ妊娠するかわからない不妊治療は、人生プランも立てにくいのです。

夫婦が同じ時をいっしょに歩くような受診を

最近はご夫婦で受診される方が増えましたが、「治療について何も言わないので、主人の気持ちがわからない」とおっしゃる方も。そんなときは「妻任せの場合は、夫は反対していないことが多いですよ」と伝えます。不妊治療はご夫婦が向き合う場ですが、男性と女性の物事のとらえ方や表現方法の違いなどから、夫婦間にズレを感じる場合もあります。

妻だけが一生懸命通院するのではなく、同じ時をいっしょに歩くような受診のし方をする努力をなさってみてはいかがでしょうか。ご夫婦で受診すると治療の成功率やリスクなどを医師から直接2人で聞くことができ、夫婦間の認識のズレを修正する助けとなります。

また、夫は医師の説明を聞き、そのときの妻の反応を見て、妻が感じていることを推測もできるでしょう。それにより普段からお互いが「よく頑張ったね」と肯定し認めることができれば、のちに「十分にやった」と納得して治療の終わりを決めることができると思います。

治療の終わりを女性だけで考えるのは、とても苦しいもの。そして、終わりの時期になってから、急に夫婦で話し合うのもむずかしいでしょう。普段からご夫婦で自然に話せる環境が大事です。

受診の帰りに「頑張ってきたけど、ダメかもしれないね」と本音をつぶやいたり、「そうだね、よく頑張ったよね」とご夫婦がいっしょに自分たちの行なってきたことに肯定感をもつことができれば、「もう終わりにしてもいい」と思えるときが来るでしょう。

●一回一回の治療を大事にして、頑張った自分を認めて

治療は1回でも10回でも、たとえ妊娠という結果が出なくても、頑張ったことに変わりなく、それを自分で認めることが大事です。

私たち日本人は忍耐強く、「努力は報われる」という社会で生きてきました。でも、不妊治療は努力しても結果に直結しないことに向き合う体験。にもかかわらず、今までと同

じように「うまくいかないのは私の努力が足りないからだ」と思う人も多いのです。

体外受精の妊娠判定日、医師が患者さんに結果を伝えるときには、必ず看護師が立ち会うようにしています。注射をたくさん打ち、時間を調整し、仕事や生活を犠牲にし、多くの費用を費やして治療したのですから、それらのエネルギーの喪失に伴う相当なショックを受けられています。そのときに、看護師からどのようなサポートを希望されるか100名の患者さんに尋ねました。

妊娠できなかった方の多くは、頭が真っ白になって医師の話が耳に入らなかった。もう一度説明してほしいという「医師の説明の補足」、今の思いをきいてほしいという「傾聴」、日常生活の指導をしてほしいという「生活指導」の3つのサポートが、希望の上位に挙がってきました。

看護師は患者さんに寄り添って対応しますが、実はこんなときこそ、ご主人もいっしょにいてあげてほしいのです。次をどうするか考えるにしても、ご夫婦の意志決定が不可欠です。「君の好きなようにしたらいいよ」と妻任せにされると心細く、空しくもなるものです。夫も同じ時を過ごしてほしいのです。

また、生活指導の要望についてですが、食生活や運動、睡眠やストレス解消など生活習慣の中で問題を感じていることなどは十分に指導を受けるべきですが、ほとんどの方は不妊治療を受ける中で、すでに十分努力されているのに、自分ではそれに気づいていない方が多いです。

治療がひと区切り終わったときに、一回一回、頑張ったことを確認することを大切にしてください。

そばに寄り添う看護師として、その方の頑張りをできるだけ正確に伝えるとともに、妊娠できなかったとしても、妊娠判定日には「頑張った自分へのご褒美に、おいしいものを食べるとか、好きなものを買って帰るなどして、今日を終えてくださいね」と話します。いったん立ち止まって「そうか、私はちゃんと頑張ったんだ」と実感してほしいからです。

●治療の終わりは、人生をどう生きるか考えるとき

もう随分前、「命を操るようで」と最初は体外受精に抵抗があった患者さんがいました。十数回ほど体外受精を繰り返した後に、「どんなに先端技術を使っても人の命は操れるものではない。もう十分治療したと思うから、もうこれ以上の治療は望みません」と自分た

ちで終わりを決断されました。「十分にやった」という思いが、終わりを決めさせてくれたのです。

なかなか治療がやめられない方は、まだ何かやりつくしていないことがあると感じているのかもしれません。そうした方には、今までの経過を一つひとつ丁寧に振り返り、いっしょに考えていきます。また心残りの点が治療に反映されるように、患者さんの思いを医師に代弁したりするようにしています。

別のケースですが、ご主人が頻回に診察に同席し、同じ時をいっしょに歩くような受診をされていた30代後半のご夫婦は、体外受精を5～6回ほど受けた後、「子どもがいなくても私たちは十分に幸せ。これからは治療ではなく、夫婦のためにお金を使いたい。今日は2人でワインを飲んで、お疲れさま会をします」とおっしゃって治療を終えた方もいました。数カ月後、街で偶然見かけたのですが、本当に仲睦まじく、楽しそうに歩いていたのが印象的でした。

やがて治療をやめるときが来ても、それは決して人生のやめどきではありません。一度の人生をどう生きるか、不妊治療もその1つであり、治療を続けるのもやめるのも、自分らしい生き方の選択。不妊治療を通して、その人らしい生き方を見つける作業を、患者さんに寄り添いながら支援したいと願っています。

看護師はどんなときも患者さんを見守っています。患者さんの一番近くにいる看護師に、いつでも遠慮なく声をかけて、ぜひ有効に私たちを活用してください。

◎不妊症看護認定看護師……日本看護協会で認定された不妊症看護のスペシャリスト。生殖医療を受けるカップルへの必要な情報提供および自己決定の支援を行なう。

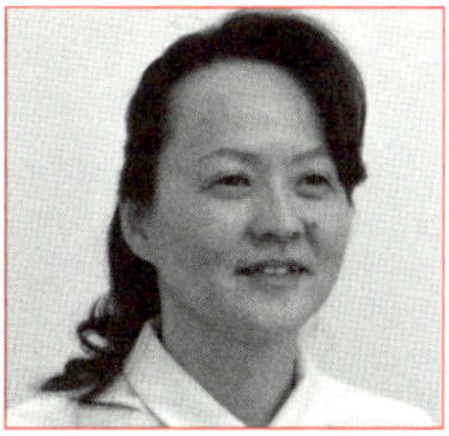

【プロフィール】
不妊症看護認定看護師、助産師、医療経営・管理学修士。1992年山口県立衛生看護学院助産学科卒業。2008年九州大学大学院医学系学府（専門職大学院）医療経営・管理学修士課程修了。山口県済生会下関総合病院周産期母子センター勤務を経て、1995年、蔵本ウイメンズクリニックの不妊治療専門施設開院と同時に看護師長として勤務。米国や英国の生殖医療施設にてコーディネーターや生殖看護の研修を受ける。

専門家より4　心理士

不妊体験を自分の人生で意味づけすること。そこから生まれる、悲しみを抱えて生きていく人生の深み。

平山史朗さん（東京HARTクリニック・臨床心理士／生殖心理カウンセラー）

●やめる壁が高すぎる……不妊治療をやめられない心理

「治療をすれば、きっと妊娠する」、そう信じて不妊治療を始めるのですから、1回でも妊娠しないと「もしかして子どもができないの？」という不安は出てくるものです。ある程度の期間、治療を頑張った方は、「この先、うまくいくの？　もしかして子どもをもてないかも……」と感じながら治療を続ける。治療の「やめどき」はわりと早く意識するものの、それを見ないようにしているのではないでしょうか。

「頑張っているときに失敗することを考えてはいけない」と思っていらっしゃるかもしれ

ません。でも、それを「よくないこと」ととらえる限り、治療の終わりを考えるのは、たぶんむずかしいでしょう。

治療のやめどきに悩む理由は、いくつかあります。

まず、やめることの壁が高すぎること。治療の終わりを「考えると怖い」「今は考えるべきことではない」ととらえている方が多いのです。自分だけでなく、家族、社会、医療機関などもからみ、まるで治療をやめるときが自分の未来を決定するイベントのようになっていることを感じます。

また、「今やめたら後悔する」と治療を続ける方が多いのも特徴です。しかし、後悔する／しないは未来のことであり、治療をやめる時点ではわかりません。ところが現実には、遠い将来の後悔を恐れて、治療をやめられなくなってしまうのです。

さらに、自分の幸せは「子どもがいる人生にしかない」と考えてしまうこと。子どもがいないと寂しくて孤独な老後になると想像して、それが怖いから「できるまで頑張らなきゃ」と治療を続けてしまう。

また、「可能性があるうちは続けたい」も、よく聞く言葉です。私たちは可能性があるのに努力をやめることに抵抗感があるもの。「可能性があっても治療をやめていい」ということは、理解されにくく、受け入れにくいことなのです。

「あなたの妊娠の可能性はゼロです」と主治医が言ってくれればラクなのに……と言う方もいます。でも、医師は患者に「やめましょう」とは言いませんし、もし「もうやめたほうがいい」と言われたとしても、患者は「私は妊娠できないのですか？」と尋ねたくなります。すると医師は科学者なので「いや、可能性はゼロではないです」としか言えない。「じゃあ可能性があるってことですね」と希望にすがるように患者は治療を続けてしまう。医師も患者も「そろそろ治療は限界」と感じても、やめられないまま回を重ねる。これが治療の長期化の要因の1つです。

●治療をやりきる、気持ちの整理がつく……「正しいやめ方」に翻弄されて

「できる治療をすべてやって納得したい」と言う方もいます。でも、個々の状況が違う不妊治療において、すべての治療をやりきることなど、そうありえません。例えば、「体外受精3回まで」「40歳になるまで」と決めた場合、その方が本当に納得していれば終了できるでしょうが、多くの方は迷い、気持ちが揺れるから悩むのです。

また、「治療をやめる時点で気持ちの整理がついているはず」という思い込みもあります。さらに「それが正しい治療のやめ方であり、そういう状態になっていないとやめてはいけない」という考えも。実際にはそんな人は少数派なのに、「私はまだ気持ちの整理がついていないから」と治療を続けてしまう。

また、「子どもに代わる生きがいが見つかった」という方もいますが、治療をやめる時点でそれが見つかる人は数少ないでしょうし、ずっと子どもを望んできた人にとっては、子どもの〝代わり〟など見つからないかもしれないのです。

このように、理想的な治療のやめ方といったイメージがあり、それにとらわれてしまうことが、余計に治療をやめにくくさせているのです。

不妊は自分の価値を引き下げられるような体験

「普通の人が難なくできる妊娠・出産ができない自分は価値のない人間だ」「子どものいない私は社会に貢献していない。生きていることが申し訳ない」――そんなことまで考えてしまうくらい、不妊は自分の価値を引き下げられるような体験です。

子どもがいないことを受け入れがたく、治療をやめることができない。でも、子どものいない自分はどこにも属せないから居場所がなく、「中途半端な感じ」と訴える人も多くいます。

身体的にも経済的にも負担のある治療ですが、「妊娠できるかもしれない」という希望にすがれるから、ある意味では、やめるよりも続けるほうが気持ちはラクなのです。「治療をやめて希望を失うことに、とても耐えられない」という言葉は「喪失を喪失として認めたくない」ことの表れといえます。

●ひとりではなくパートナーとともにする決断。不妊治療の複雑さ

不妊治療が他の医療と違う特殊な点は、自分のことでありながら自分だけでは決断できないことです。夫は治療に消極的だが妻は積極的に進めたい、また夫は治療を続けてほしいが妻はもうやめたい、というケースは珍しくありません。

こうした点を夫婦でちゃんと話し合えるかが重要で、夫婦の関係が問われる部分です。夫婦は他の家族とは違って血縁がなく、「愛情で結びついている他人」という変わったユ

ニットです。この関係はやっかいで、愛情があるからと同じ思いを相手にも求めてしまうもの。治療の過程で「自分と相手の考えが違うこと」を、相手の「間違い」と受け取ってしまい、関係が悪化してしまうのです。

そもそも違う人間なのだから、相手と考えが違って当然です。その考え方の違いは「治療をやめるときにも当然ありうることだ」と2人が共通認識をもてるかどうかが大事なポイントです。「本当はこうしたいのに……」と一方が我慢したり、自分の考えを押しつけたりすると、2人の決断になっていきません。

特に、不妊を経験する前には「子どもがほしい」とお互いが思っていれば、それ以上詳しくその中身までは確認しないものです。しかし、不妊治療がうまくいかないと「子どもがほしい、ほしいからどのような治療でも利用する」パートナーと「子どもはほしいけれど、治療してまではほしくない」パートナーとで、子どもをもつことの意味が違っていることに気づき、愕然としてしまうことも珍しくありません。このときに、「違い」を「間違い」と受け取り相手を責めてしまうと関係が破綻しかねません。

まず、「パートナーと考えや感情の違いがあるのは当然」と認識すること。そして、違いを認識した上で相手の考え方や思い、感情を尊重すること。お互いを理解することで、どんな選択・決断が2人にとって幸せなのか……と話し合っていけるのです。最も大事なのは、夫婦というユニットを治療中から、ずっと意識することです。

また「夫婦には子どもがいて当然」と考えているケースでは、「子どもがいなくても夫婦でいる意味」を考えることになります。治療をやめる選択にあたり、夫婦のあり方や夫婦で生きていくことに直面せざるをえないのです。

●やめどきを模索するあなたへ。3つのメッセージ

(1)将来の自分を決めつけないで

子どものいない人生は今まで想定していなかったことだから、怖いでしょうし、大変かもしれません。でも、「後悔する、不幸になる」と決めつけるのは、人生の可能性を狭めてしまい、もったいないことです。

治療をやめた後の人生を、あまりにも破滅的にイメージしていませんか？　後悔する／しないは、未来の自分が決めることです。それは過去によって決められるのではなく、その時点の自分が満足して生きているかどうかによります。だから「未来の自分は後悔しな

い」と今の自分が思えば、それでいいのです。

そして、多くの人と違う人生を送ることを恐れないでください。誰もが本来、生きる力をもっているし、あなたの居場所は、きっと見つかります。

（2）後悔ではなく、悲しみや痛みを抱えて生きる人生の深み

治療をやめて時間がたって、たとえば50代になったときに、「寂しいな、子どもがいたらよかったな」と思うことがあるかもしれません。でも、それは後悔とは違います。子どもをもてなかった悲しみや無念さは残るでしょう。

悲しく、つらくなったときに「だから自分の人生は失敗だった」というのは後悔ですが、子どもがいない人生を寂しく思うこと自体は、弱さでもなければ異常なことでもありません。むしろそれは、痛み、つらさ、悲しみを抱えて生きていることの人間的な深みなのです。

私たちの人生は喪失の連続です。大事な人や物を失う体験は避けられないもの。それがまったくない順風満帆の人生だとしたら、感動も少なく、人間的な魅力的も薄いのではないでしょうか。つらい体験の後に人間的に成長することを外傷後成長（ＰＴＧ）といい、

前向きに生きる力の要因として注目されています。悲しみを抱えられることは、人間として大事なことだと思います。

(3)やめる壁を自分で高くしないで

治療をやめることの壁を、自分で高くしていませんか? 「ちょっと治療をやめてみる」「しばらく休もう」でもいいし、気が向いたらまた治療に戻ってもいいのです。また、医師に「妊娠の可能性がすごく低い」と言われても、「でも私はまだやりたい」と続けてもいいのです。

こうした意味づけは本人にしかできないものであり、誰がなんと言おうとあなたの人生なのだから、あなたが決めていいのです。

●治療は人生のほんの一部のこと。カウンセリングをサポートに

もしも「治療をやめることがむずかしい」と感じたら、カウンセリングを受けてみてはどうでしょう。カウンセラーは治療をやめる方向にもっていくことはしません。やめる/

やめない／続ける／休むなど、その人が本当はどうしたいのか、迷いや揺れを大切にしながら、自分らしい道を選んでいくお手伝いをします。

治療をやめるかどうかということは、人生のほんの一部のこと。もっと広く、あなたの人生をどうするか、すてきな人生を送っていくために自分がどうしていくのか、それを考えるサポートをするのがカウンセリングです。

妊娠することだけを考えて治療に向かっていくのがむずかしくなったとき、それは治療の終わりを考えていい時期でしょう。そして、終わりを考えながら治療を頑張ってもいい。これらを分けて考える必要はないのです。人間の心は、そんなに簡単なものではないのですから。混沌を混沌としてちゃんと受け止めて、その中からカウンセリングのプロセスを通して、やがて自分の道が見つかっていきます。

見つけるのは自分自身ですが、いっしょに取り組むカウンセラーがいることが、あなたの支えになることでしょう。

●喪失体験を自分の人生で意味づける。儀式的なことは心の整理に役立つ

不妊治療の終わりを意識するのは大事なことです。時間をかけながら気持ちを整理して準備をする……それができればいいのですが、できないから苦しいのです。

治療をやめて子どもをあきらめることは、子どもがいる人生、そして授かるはずだったお子さんとのお別れでもあります。ですから、治療をやめたときには、やめられた自分をちゃんとほめましょう。また、心の整理をし、区切りをつけたり、終結の意味があるので、儀式的なことが役立つ場合があります。

例えば、2人でお気に入りのレストランで食事をしたり、自宅でお酒を飲みながら話すこと。これまでの治療を振り返って、「私たち、よく頑張ったよね」とねぎらい合えたら、お互いにとってとてもいい時間であり、意味のあることです。

不妊体験を「つらかったし、悲しかったけれど、私にとって意味のあることだった」と自分の人生の中に意味づけできたら、心の傷として将来のあなたを傷つけ苦しめることは少なくなるでしょう。それが喪失を受容した状態ではないでしょうか。

喪失を受け入れるには、それをしっかり語ったり、悲しみやつらさを受け止めることが

大事です。受け止める存在はカウンセラーをはじめ、当事者団体などもあるでしょう。もし誰にも語れないときには、自分なりに記録や日記をつけるのもおすすめです。表現することは、自分を認めたり気持ちを確認するのに、とても意味があります。

また、パートナーにも悲しみがあります。だから、夫婦でいっしょに悲しみましょう。とはいえ、悲しみの表現は男女で違い、それを共有するのは、実はなかなかむずかしいかもしれません。ならば、2人でお互いのわかり合えなさも含めて、今の気持ちを分かち合えば、それでいいのです。

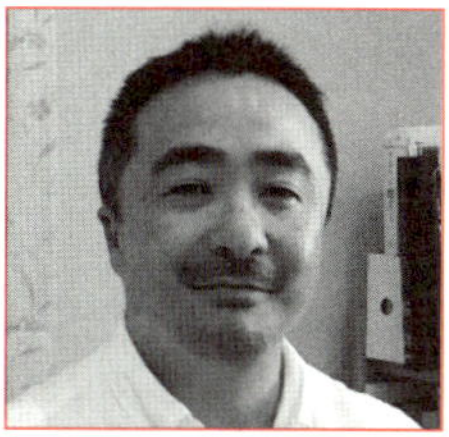

［プロフィール］
広島県生まれ。1993年広島大学教育学部卒業。1997年広島HARTクリニックに不妊症専門の心理カウンセラーとして勤務。米国で不妊症患者のカウンセリングについて学ぶ。2002年より東京HARTクリニックに生殖心理カウンセラーとして勤務。2001～2003年、厚生科学審議会生殖補助医療部会委員、2013年、厚生労働省不妊に悩む方への特定治療支援事業等のあり方に関する検討会委員。日本生殖心理学会副理事長。

Column

実子以外の選択

＊特別養子縁組とは

特別養子縁組は、子の福祉を目的とする制度で、実親との親子関係を終了して、養親の戸籍に長男・長女など実子と同じ表記で記載されます（ただし、養子縁組であることはわかる）。子は原則6歳未満で、家庭裁判所の審判が必要。養子を迎える方法として、児童相談所から迎える方法と民間団体から迎える方法があります。

民間団体は複数あるので、インターネットなどで情報収集し、実際に訪ねたり、説明会で方針などの確認を。2013年には産婦人科の連絡協議会「あんしん母と子の産婦人科連絡協議会」、民間団体の連絡・協議を行なう一般社団法人「全国養子縁組団体協議会」が設立されました。

あんしん母と子の産婦人科連絡協議会
http://anshin-hahatoko.jp/

一般社団法人 全国養子縁組団体協議会
http://www.adoption.or.jp/

日本財団「ハッピーゆりかごプロジェクト」
http://happy-yurikago.net/
特別養子縁組についての各種情報を掲載、子どもを迎えた夫婦や養子のコメントなども紹介している。

＊里親制度とは

なんらかの事情により生みの親の元で育つのがむずかしい子どもを、家庭環境の中で養育する制度。里親の主な種類として、養育里親と養子縁組里親があります。里親は行政が認定し、要保護児童を委託します。養育里親としての養育は子どもが18歳になるまでですが、事情によって20歳まで委託が延長される場合があります。里親の年齢についてなど、詳しくは最寄りの児童相談所に問い合わせを。

Column

不妊に関する相談窓口

＊全国の不妊専門相談センター

各都道府県には、不妊専門相談センターが設置されています。その内容は、自治体によりさまざまで、産婦人科医や泌尿器科医による面接相談、助産師などによる電話相談、またメールでの相談を受け付けている場合も。ホームページや広報紙などでチェックを。

厚生労働省・不妊専門相談センター
http://www.mhlw.go.jp/bunya/kodomo/boshi-hoken03/index.html

＊当事者団体による相談

NPO 法人 Fine（ファイン）では、不妊に悩む人の心理面のサポートとして、Fine 認定ピア・カウンセラー（＊）による電話相談、面接カウンセリング（東京・関西・名古屋・三重県津市・長野・千葉市・茨城県水戸市・札幌・山形・金沢など）、グループカウンセリングなどを実施しています。また、臨床心理士による電話カウンセリング・面接カウンセリングも。さらに、当事者同士が気軽に話をするおしゃべり会や懇親会も、各地で随時開催しています。

NPO 法人 Fine ～現在・過去・未来の不妊体験者を支援する会～
http://j-fine.jp/

＊ Fine 認定ピア･カウンセラー……「ピア」とは「同じ立場の仲間」の意味で、Fine 認定ピア･カウンセラーは全員が不妊体験者。不妊心理とカウンセリングについて学び、資格取得したメンバーが活動している。

このほかにも、自治体や各種団体、個人やグループなどで、カウンセリングや相談会、おしゃべり会などが行なわれています。

あとがきにかえて

今回この本をつくるにあたり、多くの方のお力をお借りしました。

まず、ご多忙の中、快く取材に協力してくださった、尊敬する専門家の先生方。「大ブレイクすることはなくても、社会に必ず必要とされる本になると思うのです」と、出版のお声がけをくださったＷＡＶＥ出版社の大石聡子さん。広い見識と経験で思いのこもった本づくりをかなえてくれた、友人の編集ライター・高井紀子さん。取材協力してくれた16人の大好きな友人たち。応援してくれた夫や家族、Ｆｉｎｅの仲間、友人たち。すべての方々にこの場をお借りして、心からのお礼を申し上げます。

不妊に携わるようになって実に多くの方とご縁をいただいたり、かかわりをもつことができました。これもまた私の宝で、不妊を体験したからこそ得たものの1つだと実感しています。

この機会にあらためて友人たちに話をきいた、ほんの数時間だけでも、とてもここにはおさめきれない、たくさんのすてきな物語がそこにはありました。
彼女たち一人ひとりが、今どんなふうに夫婦2人で、あるいは養子や里子を迎え、また
は治療を頑張りながら、日々を過ごしているのか。
毎日いろんな試行錯誤をしながら、迷いながら楽しみながら、ときには新しいチャレン
ジにドキドキわくわくしながら……。
何もかもがうまくいっているわけではないけれど、それでも、「不妊」という体験によ
って何かを得、その人なりにすてきな輝きを放ちながら生きている姿が、きっと伝わった
のではないかと思います。

私が本書で一番伝えたかったのは、これです。

「大丈夫。治療をやめても、続きの物語はあなたにもちゃんとあるから。
こんなふうに」

Ｈａｐｐｙとゴールを考える

前書きで私が投げかけた質問。

「不妊」あるいは「不妊治療」のＨａｐｐｙ、そしてゴールって、いったいなんだろう？

この本を読み終えた今、あなたはどう感じていらっしゃいますか？


もしも私が不妊治療真っ最中、命がけで不妊治療をしていたときに、「あなたのＨａｐｐｙはなんですか？」ときかれたら、私は間違いなくこう答えたでしょう。

「妊娠です。赤ちゃんです。子どもを産んで子育てをすることです。それが私の幸せです！

私はそれがなければ幸せになんか、なれません」。

私は心の底からそう思って、何年も治療を続けてきました。


けれど、それから何年もたった今、うちには子どもがいない。

うーん、じゃあ、私は不幸のどん底なのかな？と考えたとき、「いや、そうではないな」と、思いました。「上を見ればきりがないけど、そこそこ、うん、そこそこ幸せだな」と、今では思えるのです。

つまり、不妊治療の終わりは、私たちの人生の終わりではありませんでした。そんなことは当たり前だったのですが、私はあの頃、治療をやめたらまるで人生が終わるとすら、本気で思っていたのです。でも、当然ながらその後も私たちの人生は、続いていきました。あの頃はわからなかったけれど、不妊治療は人生の単なる一通過点にしかすぎなかったんですよね。

そして、もっと大事なことにも気がつきました。

「Ｈａｐｐｙは、ひとつじゃない」

あの頃、私は自分の幸せは「赤ちゃんしかない」と思っていました。でも本当はほかにも大なり小なり、たくさんあったはずなんです。自分では気がつかなかった。いえ、見つけようとすらしていなかったと、後になって気がつきました。

また、治療をしていた頃、私はとてもｕｎｈａｐｐｙでした。けれど、そうしていたのは「ほかの誰でもない自分自身だったのだ」ということも、今になってやっとわかったことです。

だから、最も大事なこと。みなさんへ最後の質問です。

「Ｈａｐｐｙは、誰が決めるの？」

誰が決めるのでしょう。自分たちのＨａｐｐｙ。

これも、２人でぜひ、ゆっくり話してみませんか。

あなたが、パートナーといっしょに、１つでも多くのＨａｐｐｙを、毎日見つけられますように。

心から願って、この本を結びます。

２０１５年12月

妊活コーチ　松本亜樹子